U0140248

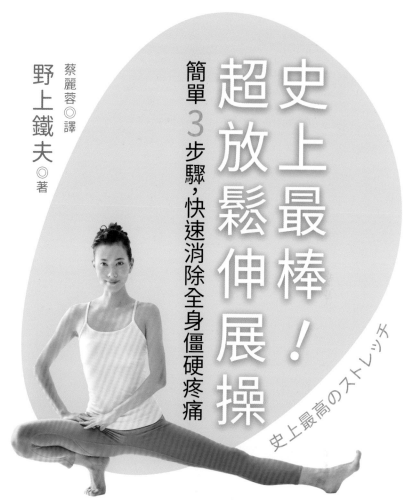

蔡麗蓉◎譯

野上鐵夫◎著

史上最棒！超放鬆伸展操

簡單3步驟，快速消除全身僵硬疼痛

史上最高のストレッチ

方舟文化

推薦語

　　一平身體萬事足，我常常與臨床上的患者分享這句話，平衡的真諦在於：身體內外的平衡、左右的對稱、上下的連貫以及身心的穩定。只要達到這幾點，也就是出生時上天賦予我們的原廠設定，身體疼痛自然迎刃而解！本書作者朝著平衡伸展的概念，多年下來協助客戶引導身體，解決不少問題。書中甚至還提及，曾觀察到自律神經的平衡、緊張型頭痛的改善、腸胃蠕動的改善和周邊血液循環的增加，這些在臨床上也都一一應證，並作為我們教導居家保健的一環！如果需要一本居家身體修復寶典，我推薦你看這本《史上最棒！超放鬆伸展操》，或許你可以在書中找到人體使用說明唷！

Just Well 運動物理治療集團執行長

蔡維鴻

3

前　言

身體僵硬疼痛的煩惱無窮無盡。

肩膀這一帶痛得不得了⋯⋯，腰部這裡也是⋯⋯。

不適部位會因人而異，而且同一個人每天感到不舒服的地方也會有些不一樣⋯⋯。每次都讓人十分煩惱，究竟該怎麼做，才能擺脫身體的僵硬疼痛。到最後，絕大多數都是在隨便處置下不了了之，根本無從知道到底有沒有效？

面對變化如此微妙且難以捉摸的身體僵硬疼痛，若有一本書能像百科辭典一樣，可以查詢如何因應，應該會更方便吧？

這就是當初我寫這本書的出發點。

其實，針對全身上下的僵硬疼痛，最有效的解決方法就是「伸展操」。

大家好，我是健身教練野上鐵夫。三十五年來，我在地區深耕的健身房已幫助一萬名以上學員鍛鍊身體。

此外，我近年來在親身接觸學員後深有所感，每一年都有越來越多人向我諮詢「疼痛」的問題。但是，關於疼痛的原因以及解決方法無奇不有，還會因人而異，無法單靠一種方法就能完全解決。即便同樣是肩膀僵硬，只要造成僵硬的肌肉及因素不同，就得用不同方法來處理。而且你只要疏忽了一些重點，效果便會天差地遠。

4

因此，本書會將出現僵硬及疼痛的部分細分出來，盡可能針對因人而異的不適部位對症解說，為「需要的人」提供「必要的正確資訊」，並且會達到「必要的程度」。

我除了會親自到健身房指導之外，也會透過社群媒體及影片分享各式各樣的健康資訊。但是能在這些地方提供給大家的資訊量，自然有其限制。我只有一個人，沒有分身，能夠指導的學員人數有限，現在透過本書的解說，資訊量將超越我能分享的極限，傳遞給更多的人，真的令人非常開心。

衷心期盼本書能幫助許多深受身體僵硬疼痛所苦的人，擁有健康的生活，度過之後的每一天。

野上鐵夫

你一定會找到治癒身體僵硬疼痛的伸展操

不管再怎麼做伸展操
身體還是一樣僵硬疼痛

隨著年齡增長，身體的每個地方難免會出現僵硬疼痛的情形。出現症狀的地方會因人而異，而且每一天感到不舒服的部位也都不一樣。這種時候，如果能知道對症下藥的方法，解決惱人症狀，肯定會讓人鬆一口氣。

許多身體上的僵硬疼痛，都是因為肌肉緊繃變硬的關係。而且絕大多數的肌肉緊繃，是因為平時的姿勢、身體的使用方式以及身體的歪斜所引起。其實舒緩這方面的肌肉緊繃，最有效的做法就是「伸展操」。

有很多人只要一覺得肩膀僵硬，就會不由自主動一動肩膀，伸展這一帶。但是這種「不由自主的動作」，

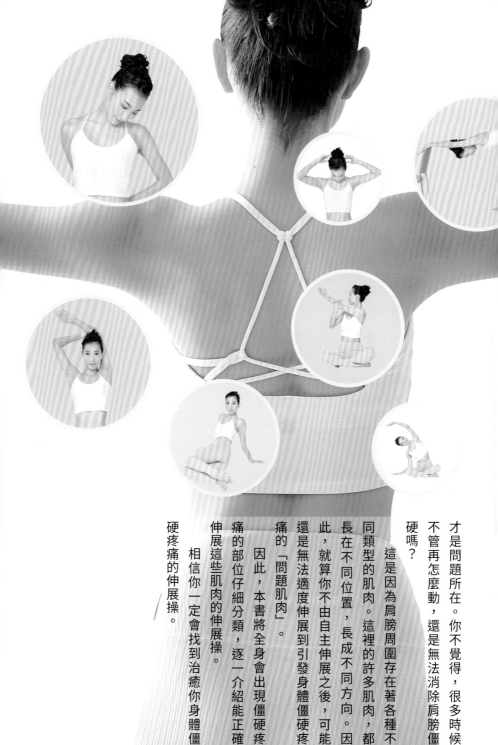

才是問題所在。你不覺得，很多時候不管再怎麼動，還是無法消除肩膀僵硬嗎？

這是因為肩膀周圍存在著各種不同類型的肌肉。這裡的許多肌肉，都長在不同位置，長成不同方向。因此，就算你不由自主伸展之後，可能還是無法適度伸展到引發身體僵硬疼痛的「問題肌肉」。

因此，本書將全身會出現僵硬疼痛的部位仔細分類，逐一介紹能正確伸展這些肌肉的伸展操。

相信你一定會找到治癒你身體僵硬疼痛的伸展操。

身體僵硬疼痛的
對照MAP

從頭到腳，網羅全身上下的僵硬疼痛！
找出因應你身體不適的伸展操！

肌肉的僵硬疼痛

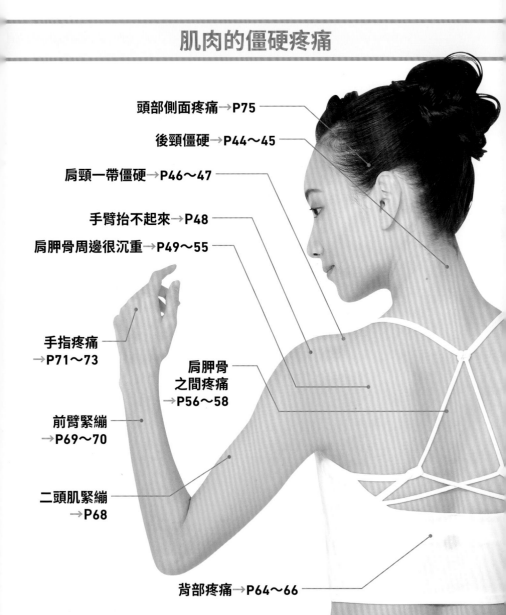

頭部側面疼痛→P75

後頸僵硬→P44～45

肩頸一帶僵硬→P46～47

手臂抬不起來→P48

肩胛骨周邊很沉重→P49～55

手指疼痛
→P71～73

肩胛骨
之間疼痛
→P56～58

前臂緊繃
→P69～70

二頭肌緊繃
→P68

背部疼痛→P64～66

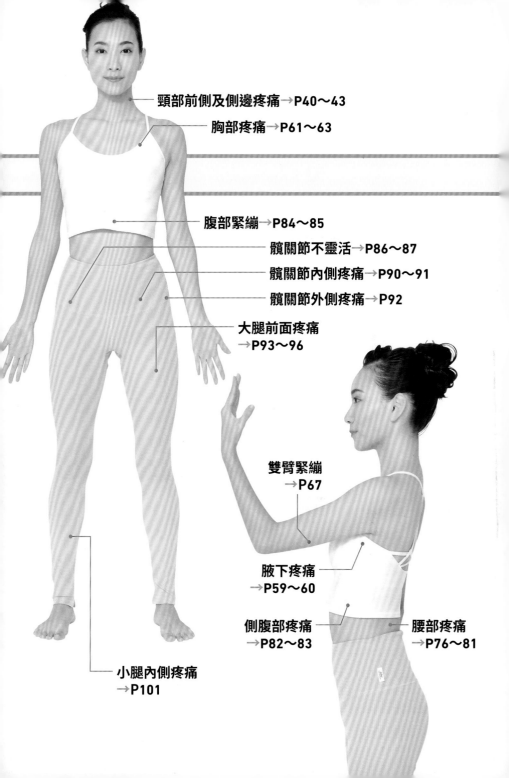

頸部前側及側邊疼痛→P40〜43

胸部疼痛→P61〜63

腹部緊繃→P84〜85

髖關節不靈活→P86〜87

髖關節內側疼痛→P90〜91

髖關節外側疼痛→P92

大腿前面疼痛
→P93〜96

雙臂緊繃
→P67

腋下疼痛
→P59〜60

側腹部疼痛
→P82〜83

腰部疼痛
→P76〜81

小腿內側疼痛
→P101

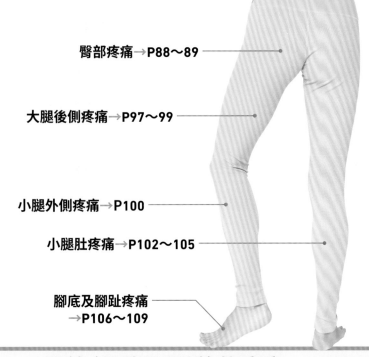

臀部疼痛→P88～89

大腿後側疼痛→P97～99

小腿外側疼痛→P100

小腿肚疼痛→P102～105

腳底及腳趾疼痛
→P106～109

關節(骨骼及肌腱)的疼痛

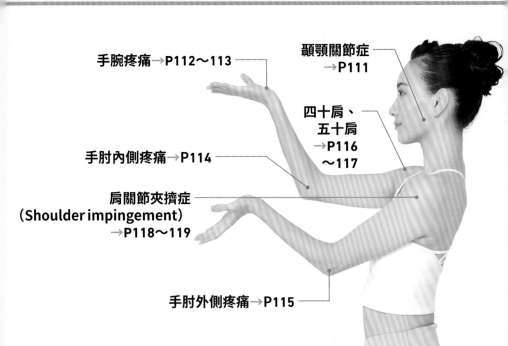

手腕疼痛→P112～113

顳顎關節症
→P111

四十肩、
五十肩
→P116
～117

手肘內側疼痛→P114

肩關節夾擠症
(Shoulder impingement)
→P118～119

手肘外側疼痛→P115

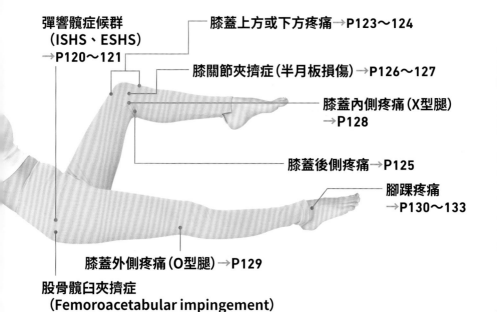

彈響髖症候群
（ISHS、ESHS）
→P120～121

膝蓋上方或下方疼痛→P123～124

膝關節夾擠症（半月板損傷）→P126～127

膝蓋內側疼痛（X型腿）
→P128

膝蓋後側疼痛→P125

腳踝疼痛
→P130～133

膝蓋外側疼痛（O型腿）→P129

股骨髖臼夾擠症
（Femoroacetabular impingement）
→P122

腰部（骨骼及肌腱）的疼痛

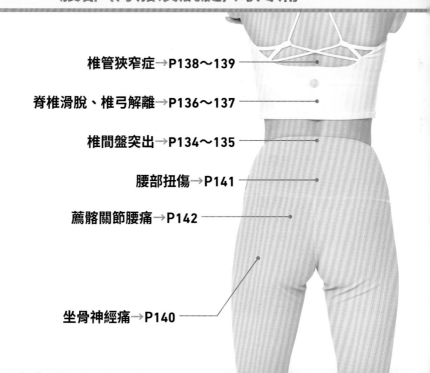

椎管狹窄症→P138～139

脊椎滑脫、椎弓解離→P136～137

椎間盤突出→P134～135

腰部扭傷→P141

薦髂關節腰痛→P142

坐骨神經痛→P140

第 1 章

身體為什麼會

出現僵硬疼痛？

伸展操

為什麼有效？

何謂身體
僵硬？

起因於不良姿勢及身體歪斜，
導致肌肉緊繃的不良連鎖反應！

這種緊繃狀態長時間持續，十分僵硬不靈活的狀態。自律神經中讓身體興奮、活躍起來的「交感神經」將處於優勢，血管會收縮，導致血液循環變差。而且老廢物質還會囤積在體內，當老廢物質刺激到神經，有些人就會感到疼痛。所以肌肉會僵硬疼痛，就是這些不良連鎖反應造成的。

用來支撐和活動身體的肌肉，稱作「骨骼肌」。骨骼肌附著於骨骼上，可以像橡膠一樣伸縮，使關節活動。基本上是經由大腦下達指令進行伸縮，不過肌肉有時會在無意識下出現收縮緊繃的情形。

左頁的圖為刻意重現姿勢歪斜的狀態。當身體歪向某一側的時候，就會前後左右搖晃以回復姿勢，不自覺地想要保持平衡。此時身體會不自主使力，所以肌肉才會收縮緊繃。

所謂的肌肉僵硬，就是

姿勢不平衡就是「僵硬」的導火線！

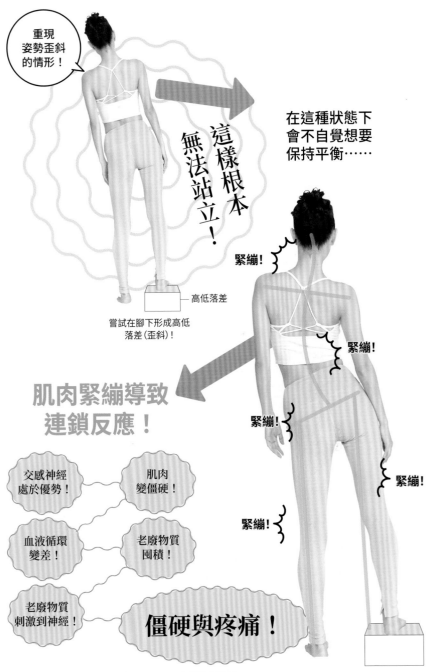

重現姿勢歪斜的情形！

這樣根本無法站立！

在這種狀態下會不自覺想要保持平衡……

高低落差

嘗試在腳下形成高低落差（歪斜）！

緊繃！

緊繃！

緊繃！

緊繃！

緊繃！

肌肉緊繃導致連鎖反應！

交感神經處於優勢！

肌肉變僵硬！

血液循環變差！

老廢物質囤積！

老廢物質刺激到神經！

僵硬與疼痛！

肌肉僵硬會導致哪些情形？

感到肌肉僵硬時，
體內會出現哪些情形呢？
接著就為大家解說身體僵硬疼痛的機制！

看似伸展，事實卻並非如此

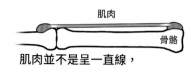

肌肉

骨骼

肌肉並不是呈一直線，

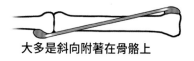

大多是斜向附著在骨骼上

　　肌肉（骨骼肌）是以橫越的方式附著於連結骨骼的關節上，因此才能經由肌肉伸縮活動關節。想要緩解肌肉僵硬的時候，一般都會做伸展肌肉的動作，但是，肌肉並不是沿著骨骼呈一直線附著於骨骼上，大部分的肌肉都是斜向附著在骨骼上。當你以為在伸展肌肉時，事實上大多數都沒有伸展到肌肉。

肌肉一直收縮

　　在姿勢或動作歪斜的影響下，會出現不自主使力的習慣。這時候肌肉會盡全力想要保持平衡，於是會收縮緊繃。當一直坐在辦公桌工作的不良姿勢變成一種常態，原本會伸縮的肌肉就會習慣性緊繃，變得硬梆梆，這就是肌肉「僵硬」的狀態。

通常會伸縮……
卻一直在使力收縮！

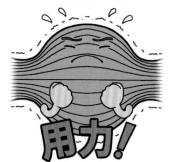

用力！

肌肉周圍的結締組織於可動範圍內僵化

　　連結肌肉與骨骼的結締組織，是由膠原蛋白的纖維狀蛋白質所組成。肌肉則是包覆在筋膜這種保護膜之下，而且筋膜也是由膠原蛋白所組成。事實上，這些結締組織具備再生的機制，但是只限於可動範圍內。也就是說，日常生活中活動量少的話，結締組織就會在有限範圍內再生而喪失柔軟度，身體就會越來越僵硬。

缺少活動就會變僵硬！

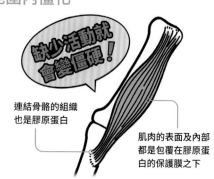

連結骨骼的組織
也是膠原蛋白

肌肉的表面及內部
都是包覆在膠原蛋
白的保護膜之下

血管收縮，血液循環就會變差

　　一旦肌肉緊繃收縮，血管就會在物理性因素影響下受到壓迫，血液循環就會變差。而且在肌肉持續緊繃之下，將促使自律神經的交感神經亢奮起來。由於交感神經的功能會導致血管收縮，這種情形又會再造成血液循環變差。當血液循環變差之後，營養成分及氧氣無法及時運送，就會刺激到神經而開始感到疼痛或負擔。

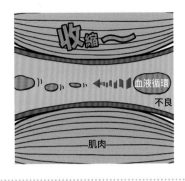

淋巴循環不良導致老廢物質囤積

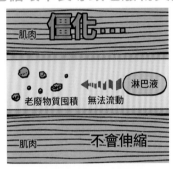

　　淋巴管通常會沿著血管分布。而淋巴管的功能是回收細胞排出的水分，在這當中也內含許多老廢物質。淋巴管並沒有類似心臟這種泵浦，一般是經由肌肉伸縮的特性進行循環。也就是說，當肌肉僵硬的話，淋巴循環就會變差，所以老廢物質也會囤積。

肌肉的感測器會形成阻礙

　　肌肉內部有一種感測器稱作「肌梭」，用來偵測肌肉負擔的程度，而在肌肉兩端的肌腱當中，還存在名為「高爾基腱器官」的感測器。這些感測器會偵測肌肉伸縮情形（＝負擔），當肌肉過度伸展的時候，就會反射性收縮，避免肌肉伸展。一旦肌肉變僵硬，感測器偵測的伸縮範圍就會變小，使得肌肉越來越無法伸展。

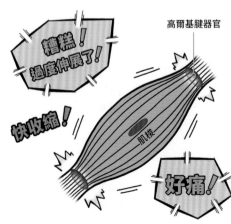

疼痛
也有各式各樣的
「類型」！

伸展的時間點尤其重要，
應視疼痛類型再做處置！

雖然都說是身體的疼痛，但疼痛卻有各種不同的類型，無法一言以蔽之。大致可區分成「肌腱與骨骼的疼痛」和「肌肉的僵硬疼痛」。

如果是肌腱與骨骼的疼痛，基本上要採取安靜休養的保守療法。做伸展操只限於恢復期的復健動作。

此外，針對肌腱與骨骼的疼痛，還分成慢性疼痛和急性疼痛。急性疼痛主要起因於外傷或意外，特徵是會「劇烈疼痛」。

另一方面，因為日常身體的使用方式或不良姿勢等，導致身體僵硬而造成的肌肉疼痛，就屬於慢性疼痛。基本上，神經傳導到大腦的速度會變慢，出現問題，因此整個肩膀會變得沉重，這種比較大範圍、隱隱作痛的感覺，就是慢性疼痛的特徵。

本書所介紹的伸展操，能夠有效解決的是肌肉的慢性疼痛。會從多方角度針對不明疼痛做出處置，達到緩解疼痛的目的。

疼痛的種類

肌肉的僵硬疼痛

慢性疼痛

[原因]　　不良姿勢、身體歪斜、壓力等
[神經傳導]　**慢**

起因於肌肉僵硬的疼痛。神經傳導至大腦的速度會變慢，出現問題，所以容易出現比較大範圍隱隱作痛的感覺。伸展操能有效解決。

[解決方式]
**伸展操
能有效解決！**

急性疼痛

[原因]　　肌肉拉傷等意外、外傷
[神經傳導]　**快**

起因於肌肉拉傷等意外或外傷的肌肉疼痛。基本的處理方式會採取保守療法，恢復期再做伸展操當作復健。

[解決方式]
**安靜休養！
在復健期做
伸展操！**

慢性疼痛

[原因]　　過度操勞、身體歪斜等
[神經傳導]　**視狀態而異**

嚴重疼痛時採取保守療法。主要原因為骨骼磨損，不過，身體歪斜也會造成影響，因此要從根本改善的話，做伸展操最有效。

[解決方式]
**劇烈疼痛時
須靜養！
預防及復健時
應做伸展操！**

急性疼痛

[原因]　　外傷、骨折等
[神經傳導]　**快**

因骨折等意外及外傷所造成的疼痛。在保守療法之後的恢復期，最重要的就是階段性做伸展操當作復健。

[解決方式]
**安靜休養！
在復健期做
伸展操！**

肌腱與骨骼的疼痛

真的假的 !? 心理和社會因素也會造成疼痛！

除了身體之外，心理的伸展放鬆也是重要目的

社會問題也造成了影響。除了行動受限這種心理上的壓力之外，隨著遠距工作的普及，缺乏運動加上坐著的時間增加，使得肌肉變硬，造成身體僵硬疼痛。國外研究發現，甚至有數據指出，坐著的時間越久，死亡的風險越高。

所以，除了身體之外，心理的放鬆也是伸展操的重要目的之一。

會造成身體僵硬疼痛的，不只有不良姿勢等物理性的問題。心理壓力以及社會因素方面的影響也脫不了關係。

為了處理人際關係以及工作上的問題，現代人的生活多數都充滿壓力。其實這些不安與焦慮的情緒，都會從大腦傳遞訊號到身體，引發身體反應，讓人必須去解決壓力這種危機。於是，交感神經會亢奮，血管會收縮，導致肌肉緊繃，結果就會演變成肌肉的僵硬疼痛。

此外，新冠疫情這類的

24

造成身體僵硬疼痛的社會因素

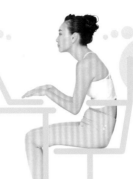

心理上的社會壓力

- 人際關係
- 自我肯定感低落
- 社群媒體的中傷
- 工作上的規範……

↓

交感神經會亢奮

新冠疫情

- 行動受限
- 遠距工作導致坐著的時間增加
- 缺乏溝通

↓

很少活動身體

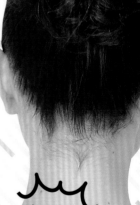

戰鬥模式！

血管收縮！

刺激到神經！

代謝變差！

肌肉變硬！

抗壓機制

老廢物質囤積！

血液循環不良！

久坐的不良姿勢！

肌肉一直在用力！

心理及社會因素的影響會落到身上！

疼痛！

僵硬！

「伸展操」
治癒身體僵硬
疼痛的機制

須視身體僵硬疼痛的症狀
對症下藥！

前文提過，身體之所以會僵硬疼痛，除了姿勢歪斜以及身體使用方式等物理性因素，還和壓力等心理因素息息相關。不過，本書推薦大家做伸展操解決這方面的煩惱，這又是為什麼呢？

或許大家都以為，伸展操只是單純伸展肌肉進行放鬆，事實上卻不只是這樣。

伸展操會針對身體僵硬疼痛的原因，從各種角度對症下藥，包含促進血液循環、擴散老廢物質、放鬆、改善自律神經保持平衡等，所以是最適合的解決方式。

但是伸展操不只一種，而且各有各的優缺點。如果用錯誤的方法伸展肌肉，有時反而會造成血液循環不良，也無法解決不明疼痛。

所以，最重要的是要視症狀調整或微調伸展的角度，用正確的方法做伸展操。

26

身體為什麼會出現僵硬疼痛？伸展操為什麼有效？

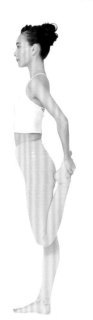

在靜止下伸展的靜態伸展操

優點

肌肉伸展幅度最大！

缺點

血液循環變差

　　身體固定，往一個方向徹底伸展的伸展操。肌肉會達到最大的伸展幅度，但是反過來說，血管也會受到壓迫，導致血液循環變差。無法完全顧及到肌肉的細微方向以及周邊肌肉。

本書介紹的伸展操幾乎都是這種！

慢～動作

將動作放慢的動態伸展操

優點

一邊伸展一邊促進血液循環！緩解慢性疼痛

缺點

肌肉伸展幅度不是最大！

　　稍微活動指定部位，同時舒緩肌肉緊繃的伸展操。雖然肌肉的伸展幅度不是最大，卻能反覆伸縮肌肉，使血液循環變好。還能顧及到肌肉的細微方向以及周邊肌肉，有效緩解慢性疼痛。

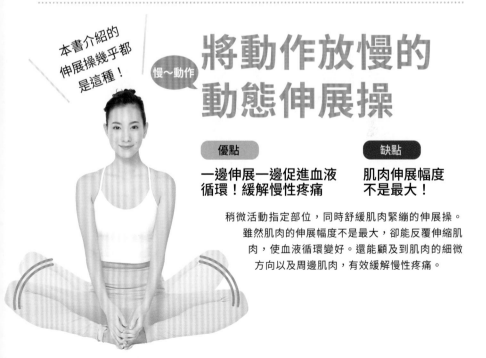

伸展操的
7大法則

使伸展操效果最大化！
消除身體僵硬疼痛的祕訣

「好希望能消除不明的身體僵硬疼痛」，這樣的想法對於手中握有本書的各位讀者來說，應該是共同的心願。想要實現這些願望，你一定要遵守七大法則。

這七大法則能將伸展操的效果發揮至最大極限，使身體的僵硬疼痛完全消除。做法非常簡單，請大家用心嘗試看看。

第一步，必須穿著方便活動的服裝，讓肌肉能確實伸展開來。你不必一鼓作氣用力伸展。請保持深呼吸並放慢動作。

此外，為了調整自律神經，環境也是很重要的一環。做伸展操時，最重要的就是要放鬆。請在心情愉悅的狀態下進行。

最後要考量到肌肉的特性。請你留意肌肉的連結及方向，勤做伸展操，融入生活，養成習慣，才能從根本解決身體的僵硬疼痛。

法則 1　穿著方便活動的服裝

不會妨礙活動
的服裝！

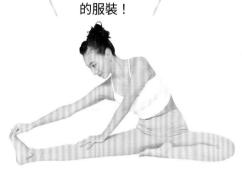

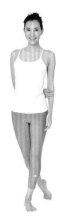

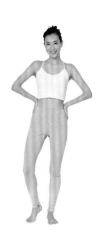

> 像是牛仔布這類的堅硬材質，會妨礙伸展操的動作，應該要避免。請選擇可以好好伸展肌肉的服裝，例如尺寸寬鬆，以及伸縮性佳的服裝。

法則 2　深呼吸再數數

慢慢地
大口
深呼吸

計算
深呼吸的
次數！

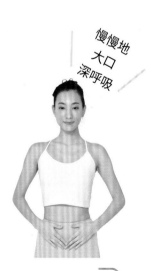

> 做伸展操時，務必慢慢地深呼吸。伸展肌肉的當下不可以停止呼吸。而且本書建議的伸展操進行時間（伸展時間），是以呼吸次數來計算。

法則

3 避免反作用力

● 如果出現反作用力……

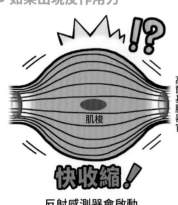

肌梭

高爾基腱器官

快收縮！

反射感測器會啟動
肌肉會收縮

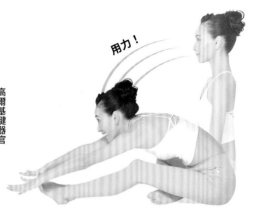

用力！

● 慢慢伸展！

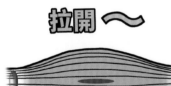

拉開～

可以伸展開來！

反射感測器不會啟動
使肌肉充分伸展開來

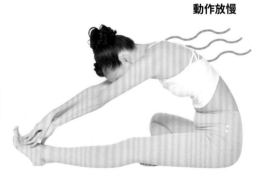

動作放慢

不可以一鼓作氣地全力伸展。試圖一鼓作氣勉強伸
展的話，肌肉的感測器（P21）會反射性地收縮肌肉，所
以伸展時要放慢動作。

法則 4 在心情會感到平靜的環境下進行

視覺

調暗燈光亮度

燈光部分只需要間接照明，減少來自視覺的訊息，專注於身體的感覺，也是很重要的一環。

聽覺

播放輕鬆的音樂

避免會刺激交感神經的激烈音樂，應播放旋律輕鬆的療癒音樂，讓心情保持平靜。

嗅覺

使用喜歡的香氛精油

為了活化副交感神經，可以使用個人喜歡的香氛精油，放鬆效果會更好。

溫度

提高肌肉溫度再伸展

可以沐浴，或是將毛巾泡溫水後擰乾再熱敷肌肉，這樣肌肉會更容易伸展開來。

水分

攝取充足水分

透過伸展操促進血液循環是非常重要的一件事，但是為了改善血液流通，也要攝取充足的水分。

活化副交感神經，使身體放鬆！

讓心情保持平靜，改由副交感神經處於優勢，也是做伸展操的目的之一。請將燈光調暗，播放療癒音樂，在一個能感覺放鬆的環境下做伸展操吧！

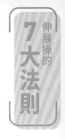

法則
5

留意肌肉的方向與連結

● 如果有留意這塊肌肉的
　方向及連結……

● 假如是彎曲手腕的
　前臂肌肉……

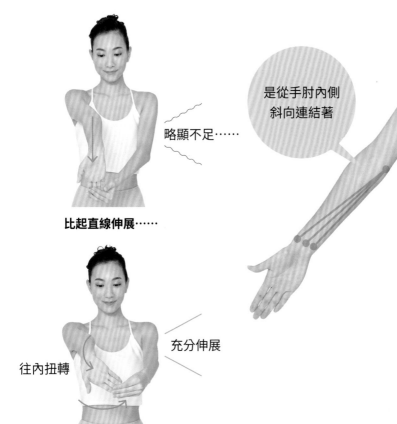

是從手肘內側
斜向連結著

略顯不足……

比起直線伸展……

充分伸展

往內扭轉

斜向扭轉更能充分伸展！

> 　　本書介紹的伸展操，都是考量到肌肉的方向及連結
> 後而設計的動作。光是手腕或腳踝的角度不同，肌肉伸
> 展的幅度就會不一樣，所以請大家要留意細微的動作。

法則 6　進行 1 回合以上

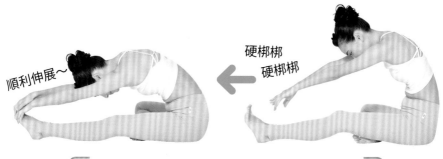

進行2回合更能充分伸展！　　　　　比起做1回合……

硬梆梆
硬梆梆

順利伸展～

> 肌肉具有一種特性，透過反覆的動作會進一步伸展開來。比較伸展前後的效果，會發現柔軟度變得更好，就是因為這個原因。反覆進行相同動作幾個回合，這樣的效果會更好。

法則 7　勤做伸展操

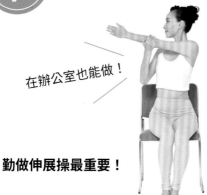
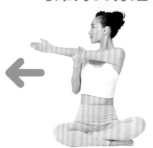

伸展效果最長
可維持90分鐘

在辦公室也能做！

勤做伸展操最重要！

> 做完1次伸展操後，柔軟度最長可維持90分鐘。間隔超過90分鐘之後，柔軟度就會恢復原狀。若要逐步提升柔軟度，最重要的就是要在日常生活中勤做伸展操。

身體僵硬疼痛的原因
找出身體歪斜的
3種測試法

透過3種測試法，發現動作不靈活的部位以及左右有差時，有時說不定是肌肉有僵硬或歪斜的現象。身體僵硬疼痛的原因，就靠伸展操來解決吧！

CHECK
雙肩的高度？
左右皆保持水平就沒有問題。傾向左右兩側即代表有歪斜現象。

CHECK
手背的方向？
手背朝外就沒有問題。朝前即代表有駝背。

CHECK
大腿及膝蓋有空隙？
空隙在1個手掌厚度內就沒有問題。膝蓋空隙有一個拳頭寬即為O型腿，大腿空隙有一個拳頭寬即為X型腿。

CHECK
腳尖的方向？
腳尖方向左右平均就沒有問題。左右有差即代表有歪斜。

CHECK
腰部的空隙？
1個手掌厚度就沒有問題。若有超過1個拳頭寬的空隙即為腰椎弧度過大，不及1個手掌厚度即為平背。

CHECK
手的位置？
手掌位於中央位置就沒有問題。偏離到前側即代表有駝背傾向。

CHECK
膝蓋有沒有彎曲？
自然呈一直線就沒有問題。向後反曲即代表腰椎弧度過大，往前彎曲即代表駝背。

測試 **1** 站立測試

在放鬆的狀態下將腳跟併攏站好。正面可以照著鏡子檢視左右差異，側面的部分要將腳跟緊貼牆壁，檢視臀部、肩胛骨、頭部線條是否呈一直線。

測試 2　過頭深蹲測試

先將雙手抬高至正上方，再將腰部往下移動，直到膝蓋角度呈 90 度為止。檢查膝蓋及腳尖的方向、手臂抬高的程度、背部的線條是否呈一直線。

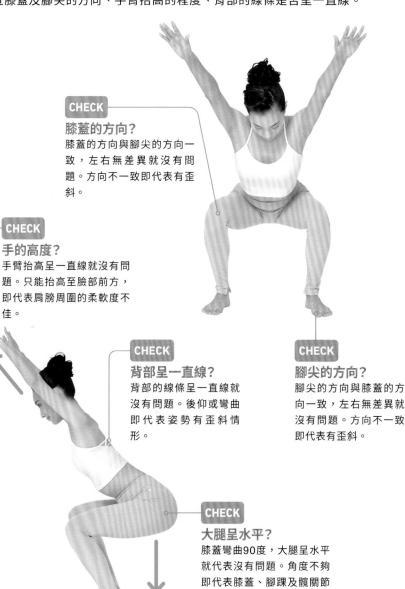

CHECK

膝蓋的方向？
膝蓋的方向與腳尖的方向一致，左右無差異就沒有問題。方向不一致即代表有歪斜。

CHECK

手的高度？
手臂抬高呈一直線就沒有問題。只能抬高至臉部前方，即代表肩膀周圍的柔軟度不佳。

CHECK

背部呈一直線？
背部的線條呈一直線就沒有問題。後仰或彎曲即代表姿勢有歪斜情形。

CHECK

腳尖的方向？
腳尖的方向與膝蓋的方向一致，左右無差異就沒有問題。方向不一致即代表有歪斜。

CHECK

大腿呈水平？
膝蓋彎曲90度，大腿呈水平就代表沒有問題。角度不夠即代表膝蓋、腳踝及髖關節的柔軟度不佳。

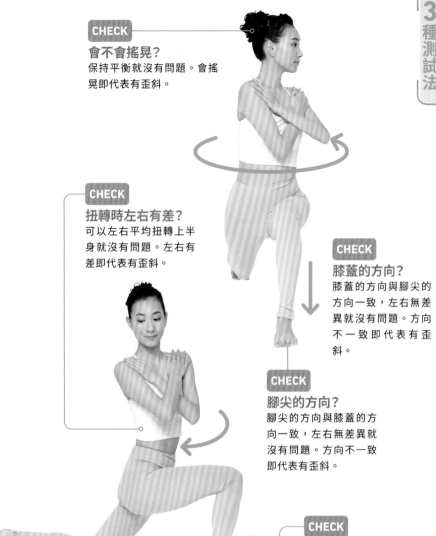

CHECK

會不會搖晃？
保持平衡就沒有問題。會搖晃即代表有歪斜。

CHECK

扭轉時左右有差？
可以左右平均扭轉上半身就沒有問題。左右有差即代表有歪斜。

CHECK

膝蓋的方向？
膝蓋的方向與腳尖的方向一致，左右無差異就沒有問題。方向不一致即代表有歪斜。

CHECK

腳尖的方向？
腳尖的方向與膝蓋的方向一致，左右無差異就沒有問題。方向不一致即代表有歪斜。

CHECK

雙腳距離？
可以跨出一大步至後腳膝蓋快要著地的距離就沒有問題。距離太近即代表下半身的關節有歪斜。

測試 3　弓箭步轉體測試

　　單腳跨出一大步並將腰部往下移動，上半身左右（轉向跨出去的那一隻腳）扭轉的測試。檢視身體是否會晃動，雙腳距離是否太近，扭轉程度是否左右有差。

第**2**章

對症改善身體僵硬疼痛的

「各式症狀伸展操大全」

專攻你的身體
僵硬疼痛！

鉅細靡遺的伸展操！
消除身體的僵硬疼痛

　　本章將會解說因應身體各部位僵硬疼痛的伸展操。

　　但是誠如第二二頁所言，疼痛分成不同類型。

　　「肌肉的僵硬疼痛」和「肌腱與骨骼的疼痛」，兩者不但性質不同，而且做伸展操的時間點也不一樣，因此本章的分類也是分成這二種類型。

　　關於肌肉的僵硬疼痛，大致會區分成上半身與下半身進行解說。而上下區分的方式，與解剖學的分類有些差異，是以位在肋骨下方的橫膈膜線為基準。腰部容易

受到下半身動作及歪斜所影響，而位在相同高度的腹部同樣歸類於下半身。

　　針對肌肉的僵硬疼痛，最有效的做法就是養成做伸展操的習慣。勤做伸展操，也能用來預防肌肉的僵硬疼痛。

　　肌腱與骨骼的疼痛，通常分成「關節的疼痛」與「腰部的疼痛」。關於這部分，請先查閱第一一〇頁的注意事項，再開始做伸展操。

身體的僵硬疼痛大致分成 2 類

肌肉的僵硬疼痛

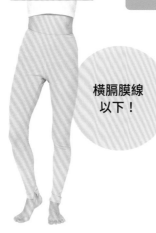

橫膈膜線
以下！

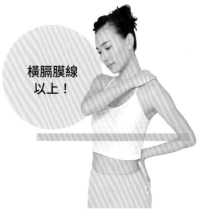

橫膈膜線
以上！

下半身的僵硬疼痛
→P76～P109

上半身的僵硬疼痛
→P40～P75

肌腱與骨骼的疼痛

各種類型的
腰痛！

下巴

肩膀

手肘

膝蓋

腳踝　　髖關節

腰部（肌腱及骨骼）的疼痛
→P134～P142

關節（肌腱及骨骼）的疼痛
→P110～P133

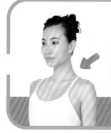

頸部前側及側邊疼痛（側邊）

目標 10 次呼吸 × 2 回合（左右）　　建議時間 白天

利用手腕的重量使頭部慢慢倒向側邊

STRETCH　　　　　　　START

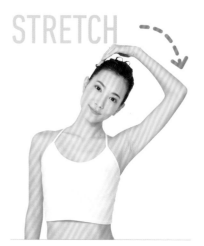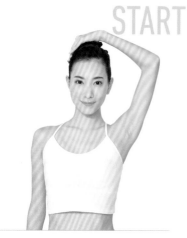

利用手腕的重量
使頭部向左倒

左手放在頭頂（偏右側）上

MOVE

保持頭部向左倒
再前後緩慢搖晃

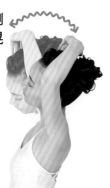

?　　　　　為什麼有效？

受垂肩等姿勢的影響！
大範圍刺激頸部側邊

　　頸部側邊，是聳肩或垂肩的人容易感到疼痛的部位。因為從肩膀及肩胛骨朝頸部延伸的肌肉（上斜方肌、提肩胛肌），在姿勢不正的影響下，導致長時間固定之後，就會形成肌肉僵硬。應將頸部倒向側邊再前後晃動，藉此大範圍伸展頸部的側邊。

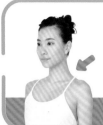

頸部前側及側邊疼痛 (斜前側)

目標 8次呼吸 × 2回合 (左右)　　　建議時間 白天

頭部倒向斜後方伸展頸部斜前側一帶

STRETCH

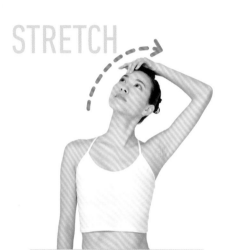

利用手腕的重量
使頭部倒向左斜後方

START

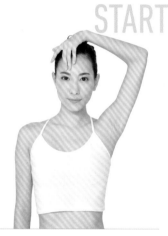

左手放在頭頂 (偏右前方) 上

MOVE

保持頭部倒向斜後方
再左右緩慢搖晃

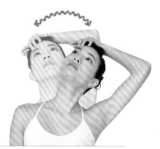

? 為什麼有效？

太常滑手機
導致頸部斜前側僵硬

　　從耳朵後方往鎖骨斜向伸展的肌肉 (胸鎖乳突肌)，因為腰椎弧度過大這種往後仰的姿勢影響下，頸部也會倒向後方，為了保持平衡，這幾個地方就會感覺緊繃。另外，像是盯著手機螢幕使下巴往後拉的姿勢，也會連帶造成頸部斜前側僵硬。應將頭部往斜後方拉，左右搖晃加以放鬆。

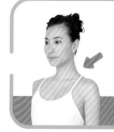

頸部前側及側邊疼痛（前側）

目標 8 次呼吸 × 2 回合　　建議時間 白天

頭部向後倒以伸展頸部前側

STRETCH

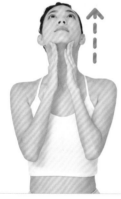

用雙手將頭部抬高
倒向正後方

START

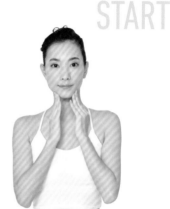

用雙手撐在下巴下方

MOVE

保持頭部
倒向正後方
再左右緩慢搖晃

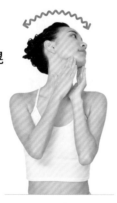

?　　為什麼有效？

頸部前側僵硬
也會連帶造成肩膀僵硬！

當頸部前側僵硬，就會將頭部往前拉扯，有時會造成肩膀越來越僵硬的情形。由於呼吸也容易變淺，所以在自律神經影響下，血液循環往往會變差。辦公久坐時，最有效的做法就是每隔 1 小時勤做伸展操，放鬆頸部前側，而且關鍵在於要左右活動一下。

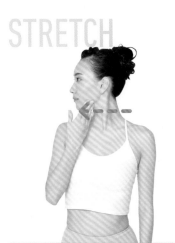

頸部前側及側邊疼痛（側邊）

目標 8 次呼吸 × 2 回合（左右）　　建議時間 白天

頭部轉向側面正中央以伸展頸部側邊

STRETCH

START

用右手引導頭部向右轉　　　　用右手壓著下巴左側

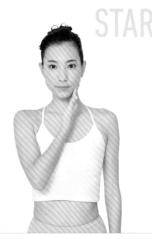

MOVE

保持頭部朝右
再上下緩慢搖晃

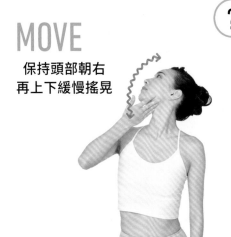

? 為什麼有效？

轉頭方向會養成習慣
常轉向固定方向就會肌肉僵硬

　　在客廳躺著看電視，或是滑手機的時候，頸部總是轉向同一邊的話，肌肉就會出現不平衡的情形。一旦左右差距嚴重，頸部前側及側邊就會開始感到僵硬疼痛。頸部的肌肉基本上是呈縱向分布，要靠扭轉動作，才能進一步伸展開來。

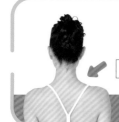

後頸僵硬

目標 10 次呼吸 × 2 回合　　建議時間 白天

頭部向前倒以伸展頸部後側

STRETCH

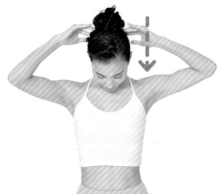

用雙手輕壓
將頭部向前倒

START

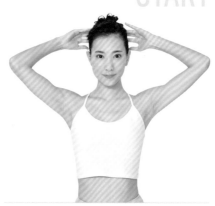

用雙手指尖壓著後腦勺

MOVE

保持頭部向前倒
再左右緩慢搖晃

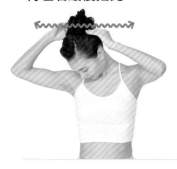

? 為什麼有效？

頸部後側須用力
才能支撐頭部

　　辦公久坐時，頭部位置越靠近電腦螢幕，就會變成用頸部後側支撐頭部的重量。另外，光是低頭去操作手機，也會使頸部後側的肌肉緊繃。這些動作若維持太長時間，便會造成肌肉僵硬疼痛。由於頸部的肌肉位於骨骼左右兩側，因此要一面伸展一面左右搖晃，才能看出效果。

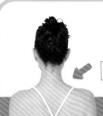

後頸僵硬（斜後側）

| 目標 | 8 次呼吸 × 2 回合（左右） | 建議時間 | 白天 |

頭部倒向斜前方以伸展頸部斜後側

STRETCH

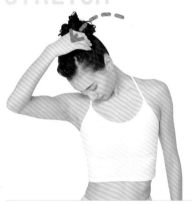

利用手腕的重量
將頭部倒向右斜前方

START

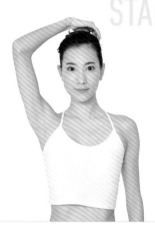

右手放在頭頂上（左後方）

MOVE

保持頭部倒向右斜前方，
並在前方與右方的範圍內緩慢搖晃

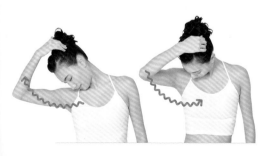

？ 為什麼有效？

分別針對頸部左右兩側
進一步伸展

頸部後方的肌肉（斜方肌），也是
將手臂往上拉高的肌肉，因此將手臂
往下同時讓頭部倒下去，就能進一步
加強伸展的效果（伸展幅度會加大）。
將頭部倒向斜前方，同時左右搖晃之
後，即可分別針對左右兩側的肌肉進
行伸展，想要確實將肌肉伸展開來的
時候效果最佳。

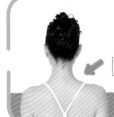

肩頸一帶僵硬

目標 10 次呼吸 × 2 回合 (左右) ｜ 建議時間 白天

頭部倒向手臂固定的另一側以伸展肩頸一帶

STRETCH

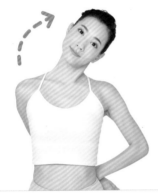

右手固定不動
將頭部向左倒

START

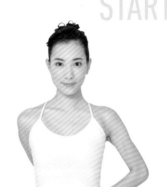

雙手繞到背後，
用左手抓著右手腕輕輕向左拉

MOVE

保持頭部向左倒
再前後緩慢搖晃

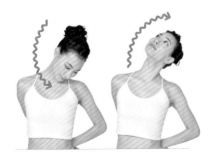

? 為什麼有效？

留意肌肉的連結
拉著手臂將頭倒下去

　　說到肩膀僵硬，最具代表性的症狀，就是肩頸一帶的肌肉 (斜方肌) 變得很僵硬。主要原因是姿勢不正，譬如辦公久坐等。由於斜方肌是連結頭部、頸部以及肩膀周邊的肌肉，因此要拉著手臂，固定肩膀並將頭部倒下去，這樣伸展的效果才會更好。再透過前後搖晃頸部，放鬆大範圍的肌肉。

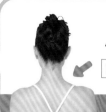

肩頸一帶僵硬（斜向）

目標 10 次呼吸 × 2 回合（左右）　　建議時間 白天

頭部倒向斜前方使肩頸朝斜向伸展

STRETCH

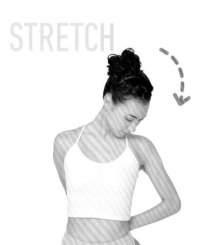

右手固定不動
將頭部倒向左斜前方

START

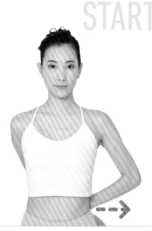

雙手繞到背後，
用左手抓著右手腕輕輕向左拉

MOVE

保持頭部倒向左斜前方，
並在前方與左方的
範圍內緩慢搖晃

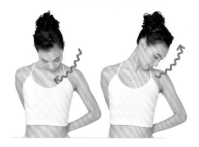

？ 為什麼有效？

針對斜後方一帶
改變角度進一步伸展

　　肩頸一帶的肌肉（斜方肌），除了
會連結側面正中央的肌肉之外，也會
連結斜後方的肌肉（活動肩胛骨的肌
肉）。將頭部的傾倒方向改成斜前
方，就能進一步伸展到頸部至肩膀斜
後方一帶的肌肉。透過頭部左右搖
晃，內部的細微肌肉也會受到刺
激，效果更顯著。

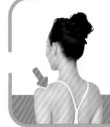

手臂抬不起來

目標 10 次呼吸 × 2 回合　　建議時間 白天

利用椅子伸展肩關節及肩胛骨

STRETCH

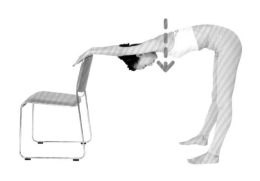

使頭部往下移動，伸展肩膀

START

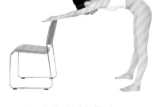

雙手靠在椅背上，
上半身向前倒

MOVE

保持頭部往下移動，
上半身（以肩膀為中心）
左右緩慢搖晃

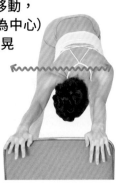

? 為什麼有效？

**在日常生活中
抬高手臂的機會少之又少**

　　缺乏運動，日常生活中鮮少有機會抬高手臂，肩關節就會變僵硬，手臂便會抬不起來。多數人的周邊肌肉也會變得硬梆梆，因此必須將手臂抬高，同時讓「關節可動域」（關節可自然活動的範圍）逐步擴大。利用椅背輔助伸展動作，就可以讓無法自行抬高手臂的人也能伸展開來。

48

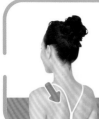

肩胛骨周邊很沉重

| 目標 | 10 次呼吸 × 2 回合（前後轉動） | 建議時間 | 白天 |

大幅度轉動雙肩以放鬆肩胛骨周邊

MOVE

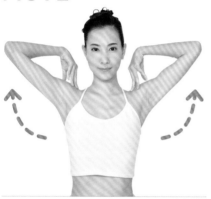

用雙肘畫出大圓
使肩膀前後轉動

START

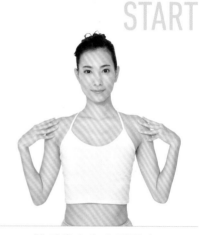

雙手靠在左右肩膀上

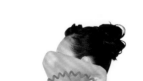

？ 為什麼有效？

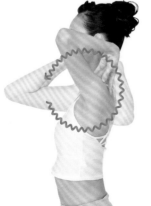

肩胛骨的肌肉
與手臂及肩膀的動作關係密切

肩胛骨周邊的肌肉，基本上就是用來活動手臂的肌肉。如果每天單純重複打電腦或滑手機這種程度的小動作，肩胛骨周邊的肌肉就會僵化。包含類似駝背的姿勢，也會拉扯到肩胛骨周邊的肌肉，導致肌肉僵硬。當務之急就是要大幅度活動肩膀及上臂，改善肩胛骨的活動。

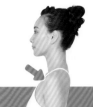

肩胛骨周邊很沉重
（肩膀前側部分）

目標 8次呼吸 × 2回合（左右）　建議時間 白天

伸展肩膀肌肉的前側部分

STRETCH

用右手將左手往右拉

START

雙手繞到背後，
用右手抓著左手腕

MOVE

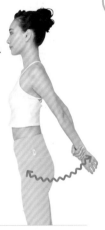

用右手抓著左手
前後緩慢搖晃

? 為什麼有效？

三角肌分成 3 部分
每個部分都要個別伸展

　　位於肩膀的圓形肌肉（三角肌），
與抬高手臂的動作息息相關。三角肌
分成前、中、後 3 個部分，如果抬
高手臂的活動時間太長的話，肩膀前
側（前三角肌）的負擔就會變大。而
且三角肌的肌肉在 3 個部分的生長
方向不同，因此每個部分都要個別伸
展。

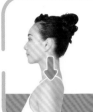

肩胛骨周邊很沉重
（肩膀中央部分）

目標 8 次呼吸 × 2 回合（左右）　建議時間 白天

伸展肩膀肌肉的中央部分

STRETCH

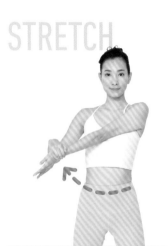

用右手將左手往右拉

START

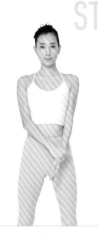

左手伸直，
用右手抓著左手腕

MOVE

用右手將左手
上下緩慢搖晃

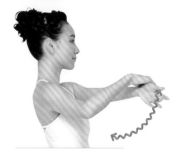

? 為什麼有效？

肩關節往內彎
並上下活動才有效果

　　肩膀三角肌的中央部分，在抬（外轉）手臂至側面正中央時，是負擔最大的部位。比方說長時間提著沉重的手提袋時，多數人都會感到肌肉緊繃。想要伸展中央部分，要將肩關節往內彎（內轉）才有效果。保持這個狀態上下活動一下，就能大範圍伸展肌肉。

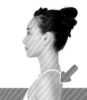

肩胛骨周邊很沉重
（肩膀後側部分）

目標 8 次呼吸 × 2 回合（左右）　建議時間 白天

伸展肩膀肌肉的後側部分

STRETCH

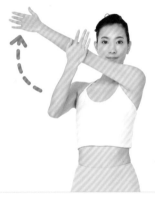

用右手將左臂往右斜上方拉

START

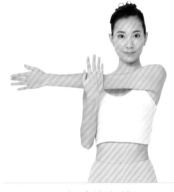

左臂往右伸，
用右手按著左肘偏上方處

MOVE

用右手將左臂上下
緩慢搖晃

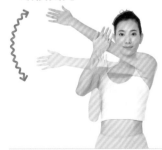

?　為什麼有效？

出現駝背姿勢
就會不自覺想保持平衡

　駝背的人會出現手臂往前下垂的傾向，一旦變成這種狀態，三角肌後側就會為了保持平衡而拉扯手臂，導致負擔變大。想要伸展三角肌的後側部分，應將手臂（上臂）往胸部拉過來。拉過來之後，再往上方移動，就能放鬆大範圍的肌肉。

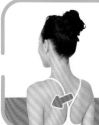

肩胛骨周邊很沉重（中間部分）

目標 8次呼吸 × 2回合（左右）　建議時間 白天

伸展肩胛骨周邊的肌肉（中間部分）

STRETCH

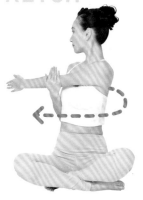

用右手將左臂往右拉，
同時身體一起向右扭轉

START

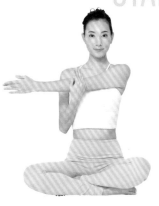

盤腿坐姿，左臂往右伸，
用右手按著左肘偏上方處

MOVE

用右手將左臂上下
緩慢搖晃

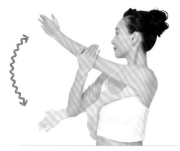

？　為什麼有效？

上半身扭轉的同時
從兩端伸展肩胛骨

當肩膀因為駝背的關係往前內縮或往上拉提，肩胛骨外側及內側的肌肉就會受到拉扯，一下子就會變得很僵硬。一旦肩胛骨的動作不靈活，周邊血液循環變差的話，不只會造成肩膀僵硬，還會連帶引起腰痛這類的下半身疼痛。所以肩胛骨要分成上、中、下3部分，個別進行伸展。

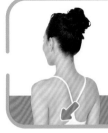

肩胛骨周邊很沉重（下方部分）

目標 8 次呼吸 × 2 回合（左右）　建議時間 白天

伸展肩胛骨周邊的肌肉（下方部分）

STRETCH

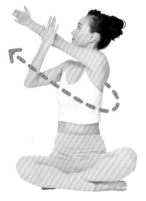

用右手將左臂往右斜上方拉，
同時身體一起向右扭轉

START

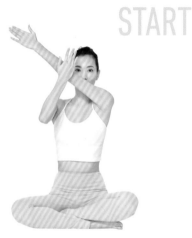

盤腿坐姿，
左臂伸向右斜上方，
用右手按著左肘偏上方處

MOVE

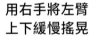

用右手將左臂
上下緩慢搖晃

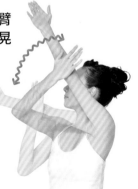

?　為什麼有效？

透過拉扯手臂的角度
分別伸展不同部位

　　分成上、中、下 3 部分伸展肩胛骨周邊肌肉的方法，就是要透過拉扯手臂的角度分區進行。往正中間拉就能伸展到中間部分，往斜上方拉就能伸展到下方部分，往斜下方拉就能伸展到上方部分。在各個部位一邊拉扯手臂，一邊上下活動，就會逐步伸展到大範圍的肌肉。

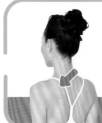

肩胛骨周邊很沉重（上方部分）

目標 8 次呼吸 × 2 回合（左右）　　建議時間 白天

伸展肩胛骨周邊的肌肉（上方部分）

STRETCH

START

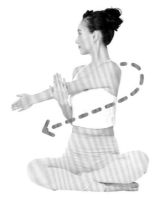

用右手將左臂往右斜下方拉，
同時身體一起向右扭轉

盤腿坐姿，左臂伸向右斜下方，
用右手按著左肘偏上方處

MOVE

用右手將左臂上下
緩慢搖晃

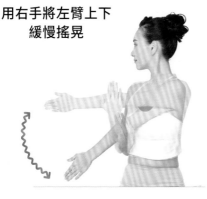

？ 為什麼有效？

伸展的同時
要一面確認僵硬及歪斜部位

　　覺得肩胛骨周邊很沉重時，感覺神經會變得不靈敏，很難掌握是哪塊肌肉往哪個方向出現緊繃現象。因此要試著將上、中、下 3 個部位全部伸展一遍，辨識伸展的感覺以及覺得非常舒服的方向。建議要針對身體的歪斜部位，還有肌力弱的地方進行伸展。

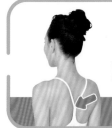

肩胛骨之間疼痛（中間部分）

| 目標 | 8 次呼吸 × 2 回合 | 建議時間 | 夜晚 |

伸展肩胛骨之間的肌肉（中間部分）

STRETCH

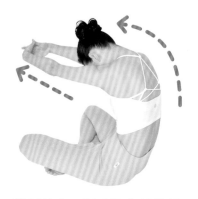

雙肘伸直，同時將背部拱起

START

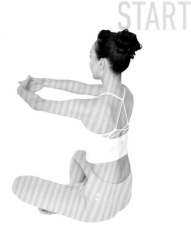

盤腿坐姿，
雙手在胸部高度交握後形成圓圈

MOVE

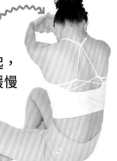

保持背部拱起，
上半身左右緩慢
搖晃

？ 為什麼有效？

肩胛骨之間的肌肉
也會因不良姿勢及動作而緊繃

　　辦公久坐，或是在不良姿勢的
影響下，位於肩胛骨之間的肌肉也會
緊繃。透過一些動作將左右肩胛骨的
距離拉開，就可以伸展到肌肉，在此
會分成上、中、下 3 個部位，隨著
肩胛骨打開的方向，分區逐一伸展肌
肉。將雙臂往前伸直之後，就可以將
位於中間部位的大菱形肌伸展開來。

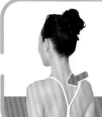

肩胛骨之間疼痛（上方部分）

| 目標 | 8 次呼吸 × 2 回合 | | 建議時間 | 夜晚 |

伸展肩胛骨之間的肌肉（上方部分）

STRETCH

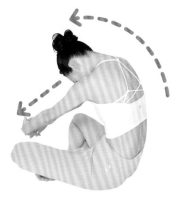

雙肘伸直，同時將背部拱起

START

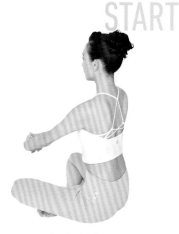

盤腿坐姿，
雙手在肚臍高度交握後形成圓圈

MOVE

保持背部拱起，
上半身左右緩慢搖晃

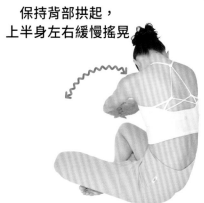

? 為什麼有效？

透過伸縮的強度變化
一併改善柔軟度及血液循環

　　雙臂往斜下方伸直之後，位於肩胛骨之間的上方部位，名為小菱形肌的肌肉就會伸展開來。而且要在左右肩胛骨打開一段距離的狀態下，讓上半身左右活動一下。隨著扭轉的角度不同，肩胛骨之間伸縮的強度也會不同，能改善血液循環以及細微動作的柔軟度。

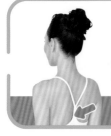

肩胛骨之間疼痛（下方部分）

| 目標 | 8 次呼吸 × 2 回合 | | 建議時間 | 夜晚 |

伸展肩胛骨之間的肌肉（下方部分）

STRETCH

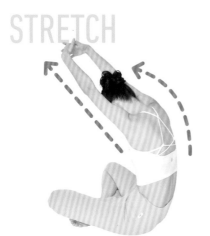

雙肘伸直，同時將背部拱起

START

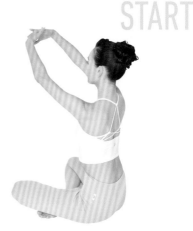

盤腿坐姿，
雙手在額頭高度交握後形成圓圈

MOVE

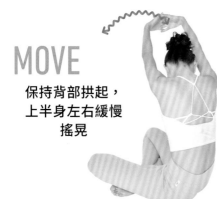

保持背部拱起，
上半身左右緩慢
搖晃

？ 為什麼有效？

放鬆肩胛骨
保持動作靈活

　　雙臂往斜上方伸直之後，就能將位於肩胛骨之間的下方部位，名為斜方肌的肌肉（下方部位）伸展開來。駝背的人由於肩胛骨會往外拉扯，為了維持身體平衡，肩胛骨之間會收縮。像是腰椎弧度過大造成胸部緊繃的姿勢，就會出現肩胛骨往內夾緊，經常緊繃的傾向。

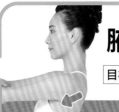

腋下疼痛

目標 8次呼吸 × 2回合（左右） 　建議時間 白天

手臂往上拉以伸展腋下的肌肉

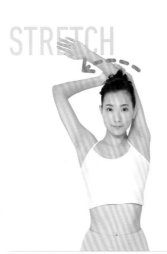

STRETCH

用右手從後腦勺將左肘往右拉

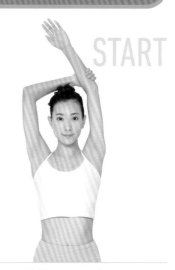

START

左臂伸向正上方，
用右手抓著左肘（偏下方）

MOVE

保持左肘拉著
的狀態
前後緩慢搖晃

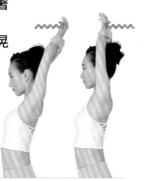

? 為什麼有效？

腋下僵硬
就會形成各種問題

　　腋下有許多肌肉，比方說活動肩胛骨的前鋸肌、負責呼吸運動的肋骨周邊肌肉（肋間肌）等。如果腋下僵硬，將導致肩胛骨緊繃以及呼吸變淺等情形，許多人經常會深受肩膀僵硬所苦。包含駝背在內的不良姿勢，多數也是起因於腋下。

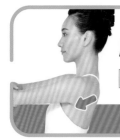

腋下疼痛

| 目標 | 10 次呼吸 × 2 回合 | | 建議時間 | 夜晚 |

雙臂往上伸直以伸展腋下的肌肉

START

雙膝著地，
雙手（掌心朝上）於前方
貼地

STRETCH

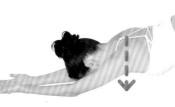

臀部往腳跟一側靠近，
同時將頭部貼近地面

MOVE

保持臀部靠近
腳跟一側，
上半身左右緩慢
搖晃

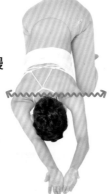

? 為什麼有效？

**預防肩膀僵硬及腰痛
同時伸展腋下**

　　腋下的下方部位連結了名為闊背肌的肌肉，分布於背部及腰部。透過將雙臂往外旋轉（外旋）同時向上伸直的動作，就能針對闊背肌進行伸展。由於也會對腰部肌肉帶來很大的影響，算是預防腰痛及肩膀僵硬十分有效的伸展操。

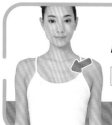

胸部疼痛（上方部分）

目標	8 次呼吸 × 3 回合（左右）	建議時間	夜晚

手臂於斜下方貼地，伸展胸部的肌肉（上方部分）

START&STRETCH

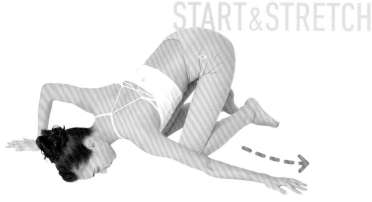

雙膝著地，左手伸向左斜下方

MOVE

雙膝屈伸，
讓上半身前後緩慢搖晃

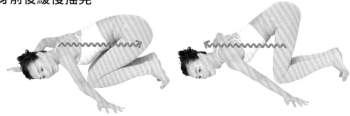

?　　　　　　　　為什麼有效？

打開胸部改善姿勢！

胸部的肌肉緊繃，會使胸部緊縮，演變成肩膀內縮、類似駝背的姿勢。呼吸也會變淺，連帶造成肩膀、頸部及腰部疼痛等各式各樣的不適症狀。想要改善姿勢，將胸部打開也是很重要的一環。

61　第 2 章　對症改善身體僵硬疼痛的「各式症狀伸展操大全」

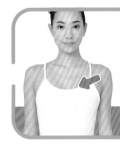

胸部疼痛 (中間部分)

目標 8 次呼吸 × 3 回合 (左右) ｜ 建議時間 夜晚

手臂於側面正中央貼地，伸展胸部的肌肉 (中間部分)

STRETCH&MOVE

雙膝著地，
左手伸向側面正中央 (左側)

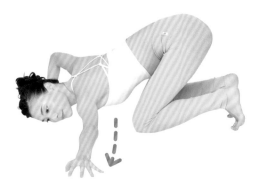

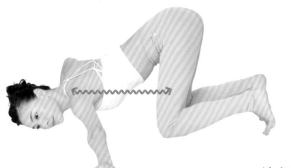

MOVE

雙膝屈伸，
讓上半身前後緩慢搖晃

? -------------------- 為什麼有效？ --------------------

分 3 部分改變伸展的方向

　　胸部的肌肉從肩膀呈放射狀生長，肌肉在上、中、下的分布方向各異。在各部位進行伸展時，手的位置都不同，在側面正中央會伸展到中間部分的胸部，在斜下方會伸展到上方部分，在斜上方則會伸展到下方部分。

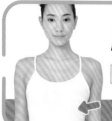

胸部疼痛（下方部分）

目標 8 次呼吸 × 3 回合（左右） 建議時間 夜晚

手臂於斜上方貼地，伸展胸部的肌肉（下方部分）

STRETCH&MOVE

雙膝著地，
左手伸向左斜上方

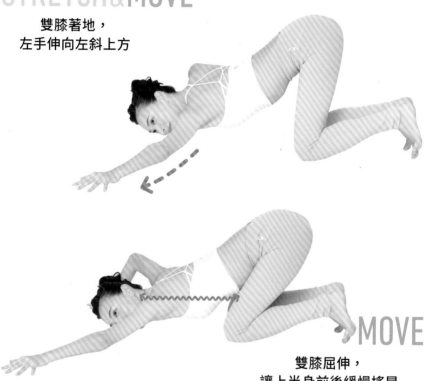

MOVE

雙膝屈伸，
讓上半身前後緩慢搖晃

? 　　　　　　　為什麼有效？

想要伸展胸部，就要將手臂往肩膀後面拉

　　想讓胸部的肌肉完全伸展開來，必須將手臂往肩膀後面拉。若覺得胸部還沒有完全伸展開來，就要將身體（臉部）轉向手臂的另一側，進一步用力彎曲。

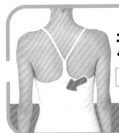

背部疼痛 (上方部分)

| 目標 | 10 次呼吸 × 3 回合 | 建議時間 | 夜晚 |

背部拱起再彎曲加以伸展

※ 背部的肌肉 (豎脊肌) 也分布於下半身 (腰部)，但在本書標記於上半身。

START

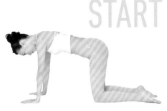

四足跪姿

STRETCH&MOVE

緩慢地反覆進行背部拱起、
背部後仰的動作

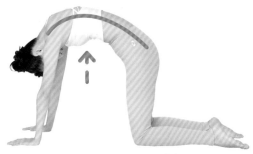

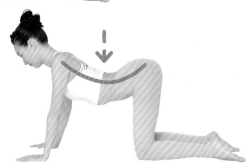

? **為什麼有效？**

想要伸展背部的上方部分，就要盯著肚臍看

　　駝背以及腰椎弧度過大的不良姿勢，還有工作久站等影響下，背部 (腰部) 的上方部分會十分疲勞。想要針對背部 (腰部) 上方部分的肌肉進行伸展，就要像盯著肚臍看一樣，將背部拱起來。

上半身的僵硬疼痛（肌肉）｜背部｜背部

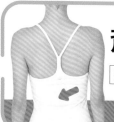

背部疼痛（中間部分）

| 目標 | 10 次呼吸 × 3 回合 | 建議時間 | 夜晚 |

背部拱起以伸展背部的肌肉

※ 背部的肌肉（豎脊肌）也分布於下半身（腰部），但在本書標記於上半身。

STRETCH

START

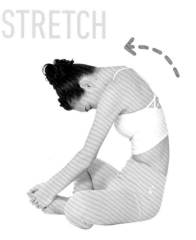

背部拱起

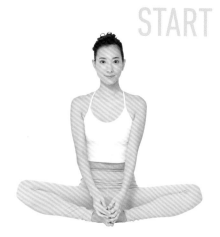

盤腿坐在地上，腳掌相對

MOVE

保持背部拱起，
上半身左右
緩慢搖晃

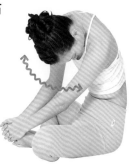

? 為什麼有效？

**使骨盆固定
伸展背部（腰部）的中間部分**

　　如果每天長時間呈現駝背或腰椎弧度過大的不良姿勢，背部（腰部）的肌肉會十分疲勞。尤其想要針對背部（腰部）中間部分的肌肉進行伸展的話，應在骨盆固定的狀態下將背部拱起。坐在地上使骨盆固定，保持這個狀態，再將背部拱起。然後加上左右搖晃的動作，就能伸展到大範圍的肌肉。

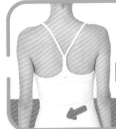

背部疼痛（下方部分）

| 目標 | 10 次呼吸 × 3 回合 | 建議時間 | 夜晚 |

在地上滾一滾以提升背部的柔軟度

※ 背部的肌肉（豎脊肌）也分布於下半身（腰部），但在本書標記於上半身。

START

在地上將背部拱起，
抱著雙膝

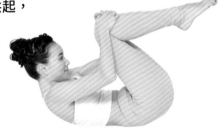

MOVE

抱著雙膝直接左右
緩慢滾動

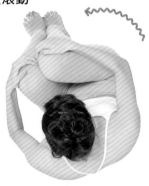
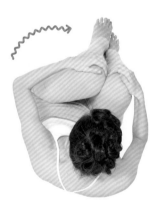

? 為什麼有效？

靠地面固定背部再將骨盆拉高

想要針對背部（腰部）下方部分的肌肉進行伸展，就要拉高骨盆並將背部拱起。由於背部的位置會固定在地上，因此緊抱膝蓋後骨盆就會拉高，下方部分的肌肉就會伸展開來。

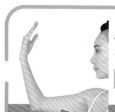

雙臂緊繃

| 目標 | 8 次呼吸 × 3 回合（左右） | 建議時間 | 白天 |

手臂往後腦勺拉以伸展雙臂

STRETCH

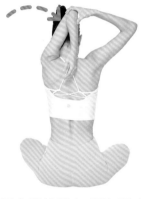

用右手拉著左手肘（往右）

START

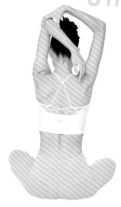

左臂伸向後腦勺，
用右手抓著彎曲的左手肘

MOVE

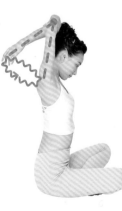

在拉著左手肘
的狀態下，
以手肘為中心
轉動前臂

？ 為什麼有效？

必須讓 2 個關節活動
才能充分伸展到肌肉

　　多數人起身的時候，都會用手撐著桌子或床鋪再站起來，此時有些人會覺得雙臂緊繃。位在雙臂上的肌肉，稱作肱三頭肌，由於分布在好幾個關節上，所以必須將手臂往正上方抬高，還有彎曲手肘的 2 個關節，才能進行伸展。還要加上旋轉動作，才能逐步放鬆整塊肌肉。

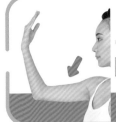

二頭肌緊繃

目標 8 次呼吸 × 3 回合（左右）　建議時間 白天

盡量將手於後方貼地，伸展二頭肌

START&STRETCH

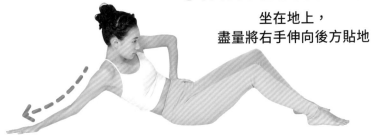

坐在地上，
盡量將右手伸向後方貼地

MOVE

保持右手伸直，
上半身左右
緩慢搖晃

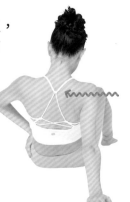
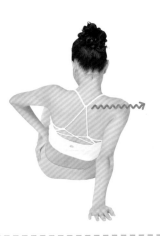

? 為什麼有效？

手臂伸向後方，肌肉就會獲得伸展

舉凡辦公久坐以及搬重物的動作，都會造成肱二頭肌這塊用力時會鼓起的肌肉十分疲勞。肱二頭肌是從肩膀（肩胛骨）前方延伸出來的肌肉，因此要將手臂往後伸才能獲得伸展。

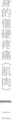

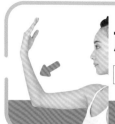

前臂緊繃

目標 6 次呼吸 × 3 回合（左右）　建議時間 白天

手腕彎曲以伸展前臂

MOVE

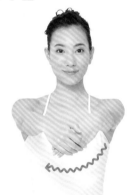

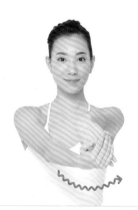

保持左手腕彎曲
再左右緩慢搖晃

START&STRETCH

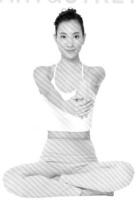

左臂往前伸，
用右手壓著手背
同時將左手腕往下彎

?　為什麼有效？

前臂外側
是伸展手腕及手指的肌肉

　　前臂肌肉的功能，是活動手腕及手指。一整天打電腦或滑手機，導致手指過度操勞後，有些人的前臂部分就會開始緊繃。伸展手腕及手指的肌肉，全都集中在前臂外側表面，而且沿著骨骼附著的肌肉呈斜向分布，因此要一面往左右扭轉一面伸展，效果才會更好。

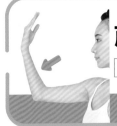

前臂緊繃

| 目標 | 6 次呼吸 × 3 回合（左右） | 建議時間 | 白天 |

手腕後彎以伸展前臂

MOVE

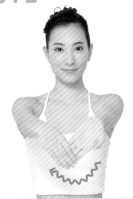

START&STRETCH

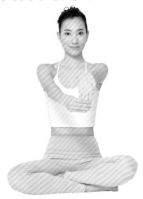

左臂往前伸，用右手壓著手掌
同時將左手腕往下後彎

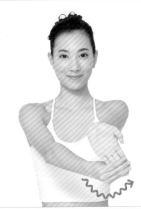

保持左手腕後彎
再左右緩慢搖晃

? 為什麼有效？

前臂內側
是彎曲手腕及手指的肌肉

　　彎曲手腕及手指的肌肉，全都集中在前臂內側表面。在日常生活中，以活動手指的負擔比例而言，彎曲手指的頻率極高，所以會不知不覺越來越疲勞。趁著打電腦的空檔做做伸展操，消除疲勞的效果保證十分顯著。由於沿著骨骼附著的肌肉呈斜向分布，因此要往左右扭轉才會看出效果。

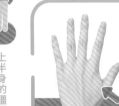

手指疼痛 (拇指)

目標 6 次呼吸 × 3 回合 (左右) ｜ 建議時間 白天

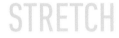

伸展打開拇指的肌肉

MOVE

STRETCH

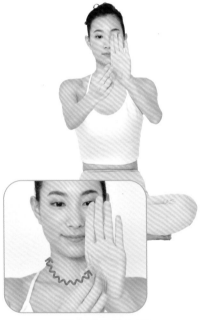

保持拇指往下拉
再前後緩慢搖晃

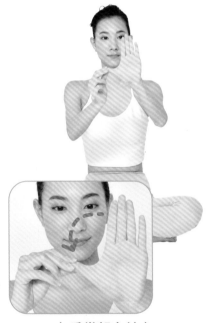

左手掌朝向前方，
用右手將左手拇指往下拉，
使拇指打開

? 　　　　　　　　為什麼有效？

伸展負責拇指複雜動作的肌肉

　　滑手機的機會增加，感覺拇指僵硬疼痛的人也急劇攀升。想要及時解決這個問題，最重要的就是依照肌肉生長方向進行伸展。首先要將拇指打開再合起，伸展位於拇指與食指之間的肌肉。

上半身的僵硬疼痛（肌肉）｜ 前臂 ｜ 手指

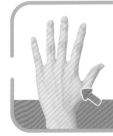

手指疼痛（拇指）

目標 6 次呼吸 × 3 回合（左右）　建議時間 白天

伸展將拇指後彎的肌肉

STRETCH&MOVE　　STRETCH&MOVE

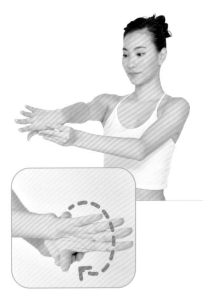

用左手將右手拇指往右壓，
同時將前臂向內轉

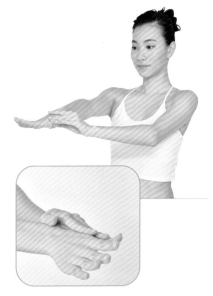

右臂往前伸
再將手掌朝下，
左手靠在右手拇指上

? 為什麼有效？

抬高拇指的肌肉，會因滑手機而負擔沉重！

抬高拇指的肌肉，位於拇指的外側。因為用手機打字負擔大而感到手指疼痛的人，現在越來越多了。想要伸展外側的肌肉，必須一面向內轉一面伸展，外側肌肉與前臂部分相連結，所以要連同前臂一起向內轉。

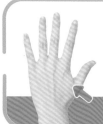

手指疼痛 (拇指)

目標 6 次呼吸 × 3 回合 (左右) 建議時間 白天

伸展彎曲拇指的肌肉

STRETCH&MOVE STRETCH&MOVE

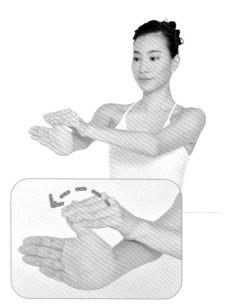

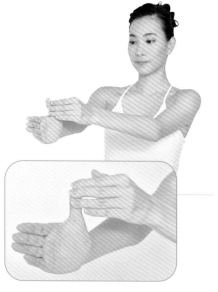

用左手將右手拇指往右 (手背)
壓下去

右臂往前伸
再將手掌朝內,左手靠在右手
拇指上

? 為什麼有效?

將拇指往外倒,伸展根部的肌肉

位於拇指根部的肌肉,負責彎曲拇指,以及與其他手指互碰 (相對) 的動作。依照肌肉附著的方向,將拇指抬高並且往手背倒下去,加以伸展。

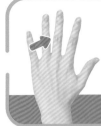

手指疼痛（4 根手指）

| 目標 | 6 次呼吸 × 3 回合（左右） | 建議時間 | 白天 |

放鬆彎曲 4 根手指的肌肉

STRETCH

STRETCH

START

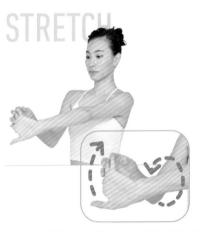

用右手將左手的 4 根手指往後彎，
同時將左前臂向內轉

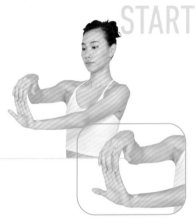

左臂往前伸
再將手掌朝前，右手靠在左手
的 4 根手指上

+alpha

手肘內側朝上，
用右手將左手的 4 根手指往後彎，
同時將左前臂向內轉

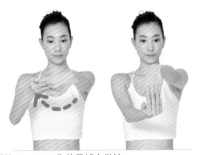

? 為什麼有效？

手指的肌肉
在打電腦的影響下十分疲勞

　　主要針對除了拇指以外，用來活動其他 4 根手指的肌肉。彎曲手指的肌肉集中在手掌一側，伸展手指的肌肉集中在手背一側，這些肌肉會因為打電腦打太久而十分疲勞，包括彎曲手指（抓握）的動作、打鍵盤時將手指抬高的動作所形成的負擔，都會造成影響。最有效的做法，就是連同前臂一起左右扭轉。

*編註：＋ alpha 指的是補充做法。

74

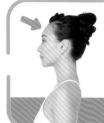

頭部側面疼痛

目標 8 次呼吸 × 3 回合（左右）　建議時間 夜晚

伸展頭部側面連結下巴的肌肉

STRETCH　　　　　　　　　　START

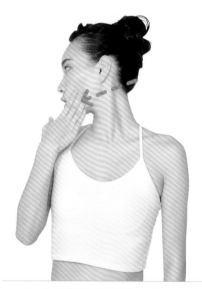

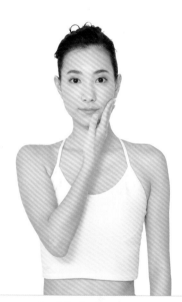

用右手將左下巴往右拉
（下巴的力量要放鬆）

右手靠在左下巴

?　　　　　　　為什麼有效？

頭部側面的肌肉是用來咀嚼，咬緊牙根也會造成影響

位於頭部側面的顳肌，具有活動下巴的功能。因壓力而「咬緊牙根」，或是在平時咀嚼習慣的影響下，頭部側面的肌肉也會出現緊繃的情形。必須將下巴連同頸部往斜下方拉，加以伸展。

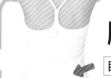

腰部疼痛

目標 10 次呼吸 × 3 回合　　建議時間 夜晚

活動下半身，扭轉腰部

MOVE

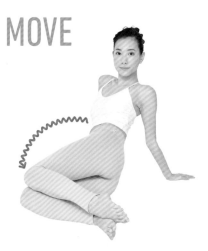

START

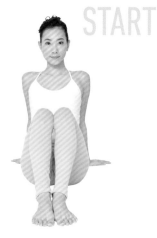

坐在地上，
雙膝稍微彎曲後靠攏

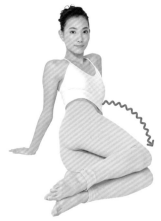

雙膝輪流倒向左右兩側

? 為什麼有效？

腰部周邊的血液循環不良！
應一面活動一面放鬆

　　僅限於肌肉僵硬引發的腰部疼痛。坐在辦公桌前工作或是站著工作，長時間一直維持相同姿勢的話，腰部周邊的肌肉很快就會變僵硬，血液循環會變差。除了放鬆肌肉之外，動一動肌肉加以伸展，使血液循環恢復正常的伸展操十分有效。

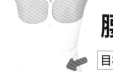

腰部疼痛

目標 8 次呼吸 × 3 回合（左右轉動）　建議時間 白天

轉動腰部，伸展周邊肌肉

MOVE

START

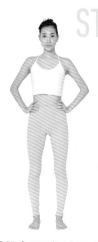

雙腳打開與肩同寬
直立站好，雙手叉腰

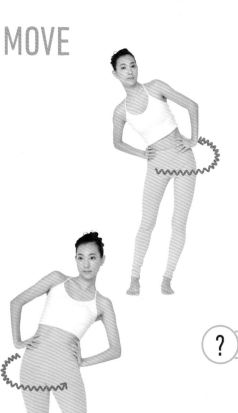

腰部前後左右大幅度轉動

? 為什麼有效？

站著轉動骨盆
改善腰部的血液循環！

　　僅限於肌肉僵硬引發的腰部疼痛。長時間坐在辦公桌前工作或是站著工作，腰部周邊的肌肉會僵化，引發血液循環變差的情形。久坐的時候，尤其應選擇以站姿進行的伸展操。站著大幅度轉動骨盆，讓腰部周邊的肌肉伸縮，同時也能促進血液循環。

腰部疼痛

目標 8 次呼吸 × 3 回合　　建議時間 白天

腰部往左右扭轉，伸展周邊肌肉

STRETCH&MOVE

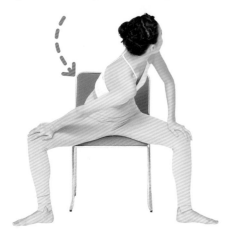

START

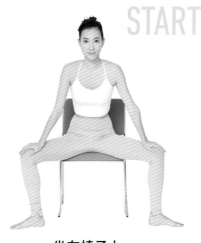

坐在椅子上，
雙腳大幅度打開並將雙手放在膝上

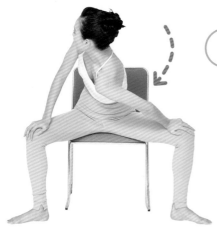

腰部往左右扭轉，
同時將左右肩膀輪流往前伸

? 為什麼有效？

將腰部周邊的肌肉
左右動一動加以伸縮

僅限於肌肉僵硬引發的腰部疼痛。長時間坐在辦公桌前工作或是站著工作，腰部周邊的肌肉會僵化，引發血液循環變差的情形。應逐步伸展呈放射狀位於脊椎一側至腰部周邊，名為闊背肌的肌肉。由於會讓上半身往左右活動，肌肉將反覆伸縮，血液循環也會逐步改善。

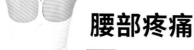

腰部疼痛

目標 8 次呼吸 × 3 回合　　建議時間 白天

背部拱起，同時上半身左右搖晃

STRETCH&MOVE　　　　START

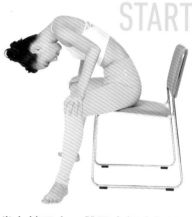

坐在椅子上，雙腳大幅度打開
將雙手放在膝上。
背部拱起

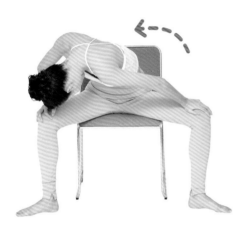

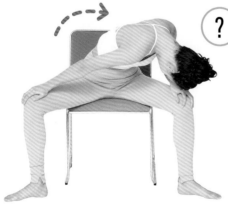

保持背部拱起，
上半身輪流往左右大幅度搖晃

？　為什麼有效？

伸展鄰近脊椎（腰椎）周邊的細微肌肉

　　僅限於肌肉僵硬引發的腰部疼痛。長時間坐在辦公桌前工作或是站著工作，腰部周邊的肌肉會僵化，引發血液循環變差的情形。應在頭部往下且背部拱起的狀態下，讓上半身左右活動一下。以最靠近脊椎（腰椎）的肌肉（豎脊肌）為中心，全面性地放鬆周邊的細微肌肉。

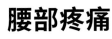

腰部疼痛

目標 10 次呼吸 × 2 回合　　建議時間 白天、夜晚

在躺著的狀態下將下半身左右扭轉

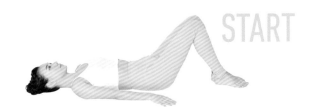

START

仰躺，雙膝立起

MOVE

雙膝輪流緩慢倒向左右兩側

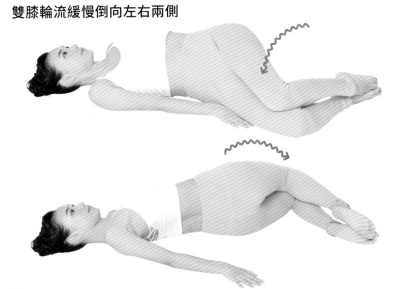

? 為什麼有效？

靠地板固定上半身，提升伸展操的強度

　　僅限於肌肉僵硬引發的腰部疼痛。雖然屬於將骨盆往左右活動的伸展操，但是比起呈坐姿進行 (P76) 的伸展操，由於是躺在地上使上半身固定，能夠讓伸展操的伸展幅度進一步加大。

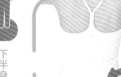

腰部疼痛

目標 10 次呼吸 × 3 回合（左右）　建議時間 夜晚

腰部拱起同時前彎，伸展周邊肌肉

STRETCH

START

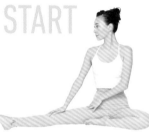

坐在地上，單腳伸直

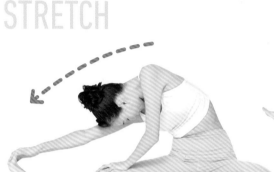

腰部拱起同時前彎

MOVE

保持前彎，
上半身左右緩慢搖晃

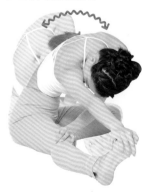

? 為什麼有效？

左右有差的姿勢
也會對腰部形成負擔
造成左右不對稱

　　僅限於肌肉僵硬引發的腰部疼痛。平時習慣用同一側肩膀背包包的時候，有些人左右某一側的腰部肌肉會僵化。應將上半身倒向斜前方，同時左右搖晃、動一動，藉此放鬆腰部的斜後方，還可以促進血液循環。而背包包的方式，也須留意左右要平均。

側腹部疼痛

目標 10 次呼吸 × 2 回合（左右）　建議時間 夜晚

側彎後前後搖晃，伸展側腹部

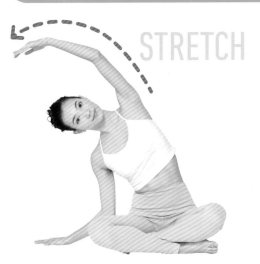

STRETCH

左臂伸向正上方後，
直接將上半身向右倒（側面正中央）

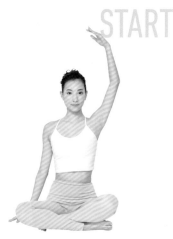

START

盤腿坐姿，
左臂伸向正上方

MOVE

保持上半身向右倒，
上半身前後
緩慢搖晃

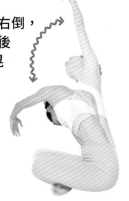

? 為什麼有效？

使骨盆固定
充分伸展側腹部

平時習慣用同一側肩膀背包包時，會依賴沒背包包的另一側肌肉拉扯以保持平衡，因此有些人左右某一側的側腹部肌肉會變得僵硬不靈活。坐在地上使骨盆固定，保持這個狀態，將上半身倒向側面正中央，藉此充分伸展側腹部的肌肉。在這樣的狀態下前後搖晃，就能大範圍伸展肌肉。

側腹部疼痛

目標 10 次呼吸 × 2 回合（左右） ｜ 建議時間 夜晚

單腳伸直，藉此增加側腹部伸展的強度

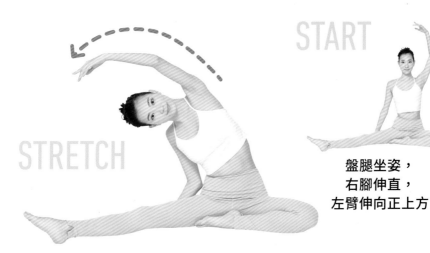

START

盤腿坐姿，
右腳伸直，
左臂伸向正上方

STRETCH

左臂伸向正上方後，
直接將上半身向右倒（側面正中央）

MOVE

保持上半身向右倒，
上半身前後
緩慢搖晃

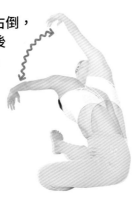

? 為什麼有效？

同時伸展與側腹部連結的
臀部深層肌肉及大腿後側肌肉

　　平時習慣用同一側肩膀背包包的時候，會靠沒背包包的另一側肌肉拉扯以保持平衡，因此有些人左右某一側的側腹部肌肉會變得僵硬不靈活。坐在地上，在單腳伸直的狀態下，將上半身倒向側邊，不但能伸展側腹部的肌肉，還可以同時伸展臀部及大腿後側的肌肉。

腹部緊繃

| 目標 | 10 次呼吸 × 3 回合 | 建議時間 | 夜晚 |

全面性伸展腹部肌肉

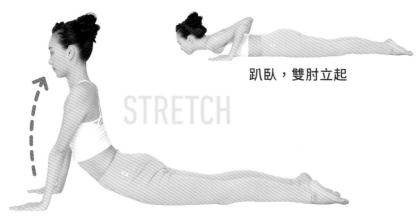

START

趴臥，雙肘立起

STRETCH

雙肘伸直後，將上半身抬高

MOVE

保持上半身抬高
再左右緩慢搖晃

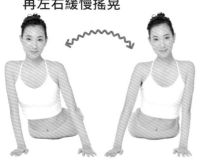

? 為什麼有效？

駝背的姿勢
會不自覺壓迫到腹部！

　　會出現駝背姿勢或腰部拱起的人，腹部肌肉經常處於收縮的狀態，與長時間緊繃的情形一模一樣，因此周邊的血管會受到壓迫，也會導致血液循環變差。遇到這種情形，應藉由地板固定下半身，保持這種狀態，將上半身後仰以伸展腹部，再直接左右搖晃，藉此大範圍放鬆肌肉。

腹部緊繃

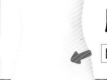

| 目標 | 10 次呼吸 × 3 回合 | 建議時間 | 夜晚 |

以下腹部為中心左右搖晃加以伸展

STRETCH

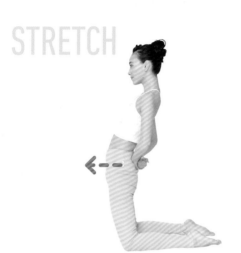

下腹部往前頂

START

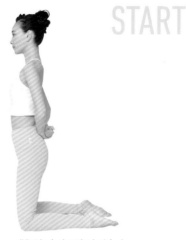

雙膝立起跪在地上，
雙手於背後交握

MOVE

保持下腹部往前頂，
腰部左右緩慢搖晃

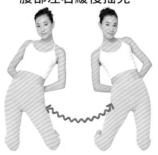

?　為什麼有效？

駝背＋坐著辦公
＝ 壓迫到下腹部！

　　會出現駝背姿勢或腰部拱起的人，腹部肌肉經常處於收縮的狀態。再加上坐在椅子上，髖關節長時間彎曲的話，尤其會出現下腹部受到嚴重壓迫的傾向。遇到這種情形，應在雙膝固定的狀態下，從後方壓著腰部，針對下腹部進行伸展。

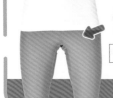

髖關節不靈活

目標 10 次呼吸 × 3 回合 (內外轉動)　　建議時間 夜晚

轉動雙膝，大幅度活動髖關節

STRETCH & MOVE　　　　　　　　START

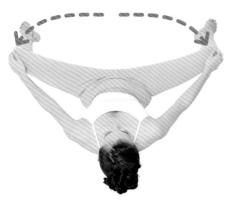

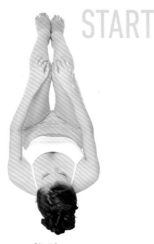

仰臥，
用雙手抓著雙膝

用雙手輔助
讓雙膝上下
左右大幅度轉動

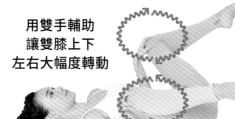

? 　　　　　　　為什麼有效？

髖關節必須刻意活動才不會變硬！

　　最容易因缺乏運動造成影響的部位，就是髖關節。雖然單靠膝蓋以下與腳踝的動作就能行走，但是有外出散步的習慣，髖關節還是變僵硬的例子卻十分常見。想要針對這個問題加以解決，首先要活動髖關節，同時擴大關節可動域。應用雙手抓著膝蓋加以引導，再逐步改善髖關節整體的動作。

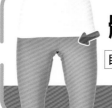

髖關節不靈活

目標 10 次呼吸 × 3 回合　　建議時間 夜晚

左右大幅度轉動髖關節加以放鬆

MOVE　　　　　　　　　　　START

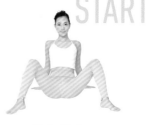

坐在地上，
雙腳大幅度打開後膝蓋立起

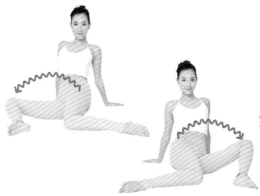

雙膝輪流緩慢倒向左右兩側

+alpha

仰臥，整隻腳往內外轉動

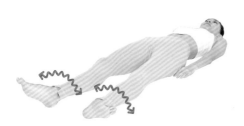

?　　為什麼有效？

髖關節原本
就能往任何方向活動

　　將骨盆與大腿骨骼（大腿骨）連結起來的，就是髖關節。關節面的形狀呈球狀，所以本來就能往任何方向活動。但在缺乏運動的影響下，當肌肉及結締組織變硬，關節可動域就會變窄。這項伸展操就是用來改善大腿骨轉動（旋轉）的動作。

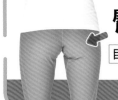

臀部疼痛

目標 8 次呼吸 × 3 回合（左右）　　建議時間 夜晚

膝蓋拉高以伸展臀部的肌肉

STRETCH

START

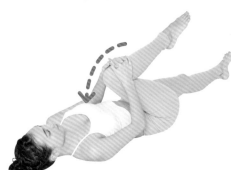

用雙手將右膝往上拉

仰臥，
用雙手抱著右膝

MOVE

保持右膝往上拉，
再左右緩慢搖晃

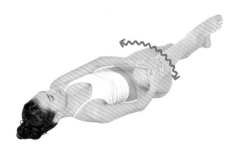

? 為什麼有效？

受到不良姿勢影響
臀部的肌肉會長時間緊繃

　　臀部的肌肉位於髖關節的背面，可讓大腿向後伸展，以及往側邊抬高。姿勢歪斜常見的案例，就是腰部拱起，膝蓋彎曲，導致臀部下垂（也就是所謂的駝背）。如此一來，臀部的肌肉會持續緊繃，所以要將大腿拉高，使臀部放鬆。

臀部疼痛

目標 8 次呼吸 × 3 回合（左右）　建議時間 夜晚

小腿抬高以伸展臀部的肌肉

STRETCH

用雙手將右小腿拉高至胸部高度

START

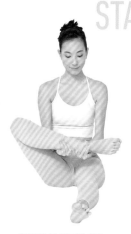

雙腳伸直坐著，
用雙手抱著右小腿

MOVE

進一步拉高至
臉部高度，
在胸部與臉部
之間上下搖晃

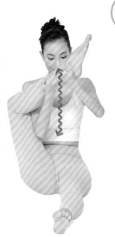

？ 為什麼有效？

臀部的深層肌肉
可使髖關節完成精細動作

在臀部內部（深層）有細微的深層肌肉，這些肌肉負責讓髖關節轉動（旋轉）的精細動作。所以，除了外部肌肉（臀大肌和臀中肌）之外，還必須放鬆內部的深層肌肉，否則髖關節的動作會變得不靈活。藉由複合式動作，才能大範圍伸展到內部的肌肉。

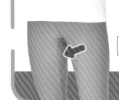

髖關節內側疼痛

目標 8 次呼吸 × 2 回合（左右）　建議時間 夜晚

一邊伸腳一邊伸展髖關節內側

MOVE

START&STRETCH

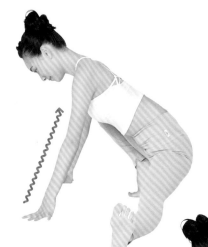

蹲在地上將左腳伸向側面
正中央（左），雙手貼地

保持左腳伸向側面正中央，
手肘屈伸
上半身上下搖晃

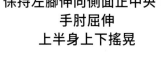

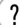 **?** 為什麼有效？

髖關節內側是收緊大腿（內轉）的肌肉

　　髖關節內側的肌肉（內收肌群），負責收緊大腿的動作。這個部位經常會在跑步等運動後出現疼痛，當柔軟度左右有差時，就會對膝蓋及腰部等各個部位造成影響。

髖關節內側疼痛

目標 10 次呼吸 × 3 回合（左右）　建議時間 夜晚

雙膝上下搖晃以放鬆髖關節

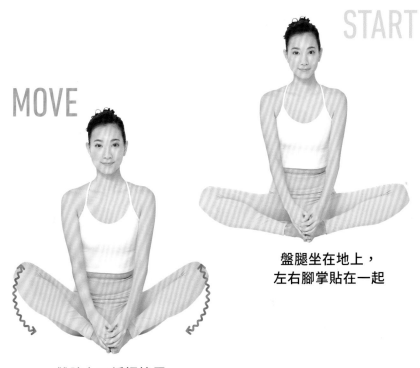

START

MOVE

盤腿坐在地上，
左右腳掌貼在一起

雙膝上下緩慢搖晃

? 為什麼有效？

藉由上下活動，全面改善柔軟度

藉由上下緩慢搖晃加以放鬆的動作，可使肌肉確實伸展開來。而且肌肉反覆伸縮，也能改善血液循環，全面性改善身體的柔軟度將指日可待。

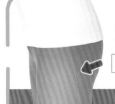

髖關節外側疼痛

目標 10 次呼吸 × 3 回合（左右）　建議時間 夜晚

保持側躺，伸展髖關節外側

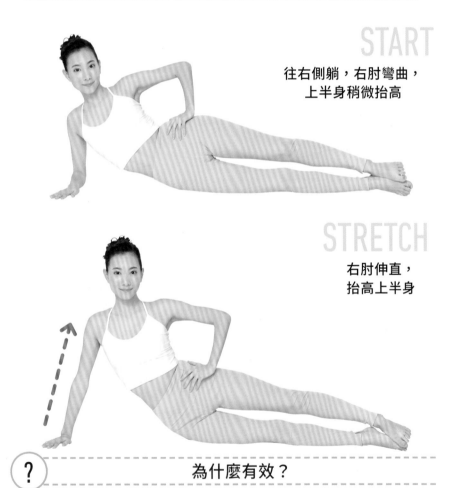

START

往右側躺，右肘彎曲，
上半身稍微抬高

STRETCH

右肘伸直，
抬高上半身

? 為什麼有效？

因跑步等運動而容易疼痛的肌肉

　　將大腿往側邊抬高的肌肉，集中在髖關節的外側，屬於運動過後經常
會疼痛的部位。保持大腿外側一面固定於地上，再將上半身抬高之後，就能
伸展到髖關節外側的肌肉。

92

下半身的僵硬疼痛（肌肉）｜髖關節外側｜大腿前面

大腿前面疼痛

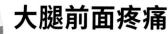

目標 10 次呼吸 × 2 回合（左右）　建議時間 夜晚

膝蓋彎曲以伸展大腿前面

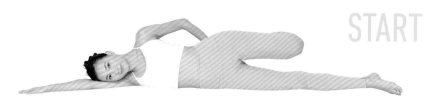

START

往右側躺，上側（左）的手肘彎曲，
左手繞到後方抓著左腳

STRETCH

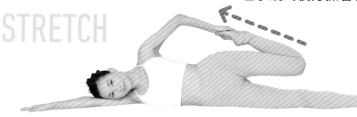

用左手將左腳往上拉

MOVE

左手拉住左腳，
再上下搖晃

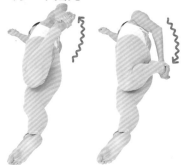

？　為什麼有效？

大範圍伸展大腿前面
即可看出效果

　　下樓梯或下坡，還有跑步和步行時的著地動作，大腿前面都會承受強大的壓力。位於大腿前面的肌肉，稱作股四頭肌，而股四頭肌在中間、外側和內側的分布方向各異。先彎曲膝蓋再伸展大腿後，再以膝蓋為中心加以扭轉，才看得出效果。

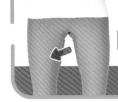

大腿前面疼痛

目標 10 次呼吸 × 3 回合（左右）　建議時間 夜晚

膝蓋彎曲以伸展大腿前面

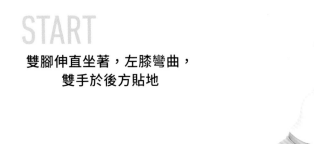

START

雙腳伸直坐著，左膝彎曲，
雙手於後方貼地

STRETCH

雙肘彎曲，
上半身向後倒

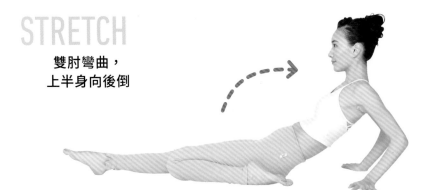

?　　　　　　　為什麼有效？

同時放鬆連結的肌肉

　　一面伸展大腿前面，一面將上半身向後倒，藉此放鬆（伸展）髖關節。
同時刺激通過骨盆前面連結大腿的髂腰肌，達到改善血液循環的目的。

下半身的僵硬疼痛（肌肉） — 大腿前面 — 大腿前面

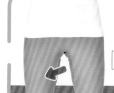

大腿前面疼痛（外側）

| 目標 | 8 次呼吸 × 2 回合（左右） | 建議時間 | 夜晚 |

腳往斜向拉，伸展大腿前面的外側

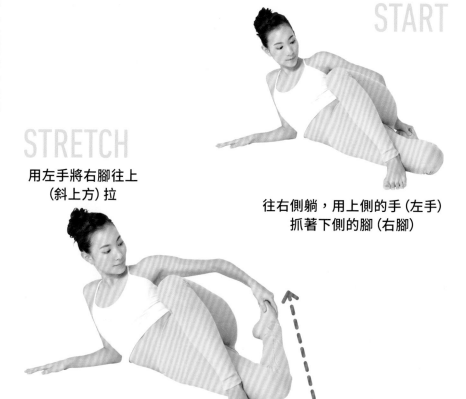

START

STRETCH

用左手將右腳往上
（斜上方）拉

往右側躺，用上側的手（左手）
抓著下側的腳（右腳）

? 　　　　　　　　　　為什麼有效？

針對大腿前面的外側進行伸展

用另一側（對角線上）的手抓著一隻腳往斜向拉，伸展大腿前面。往斜向拉上去之後，就能針對外側的部分加以放鬆。

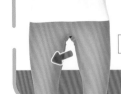

大腿前面疼痛（內側）

目標 8 次呼吸 × 2 回合（左右）　建議時間 夜晚

腳往斜向拉，伸展大腿前面的內側

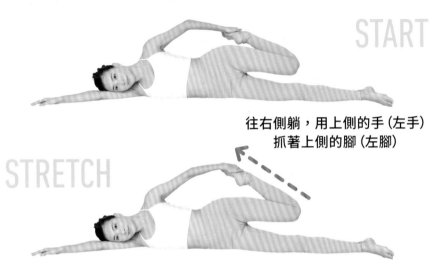

START

往右側躺，用上側的手（左手）
抓著上側的腳（左腳）

STRETCH

用左手將左腳往上（斜上方）拉

MOVE

保持左腳往上拉
再上下緩慢搖晃

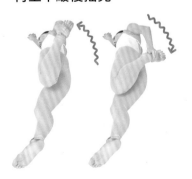

？ 為什麼有效？

針對大腿前面的內側
進行伸展

用同一邊（同側）的手抓著一隻腳往外拉，伸展大腿前面。往外拉上去之後，就能針對股四頭肌的內側部分加以放鬆。X型腿的人在步行時，股四頭肌的內側會承受強大的壓力，許多人都會感到疼痛。O型腿的話，則是反過來會對外側的肌肉造成負擔。

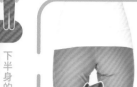

大腿後側疼痛

目標 10 次呼吸 × 3 回合 (左右)　建議時間 夜晚

前彎同時伸展大腿後側

下半身的僵硬疼痛（肌肉）｜大腿前面｜大腿後側

STRETCH

START

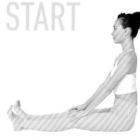

雙腳伸直坐著

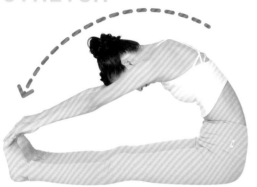

慢慢前彎

MOVE

保持前彎，
再抓著腳尖往內外緩慢轉動

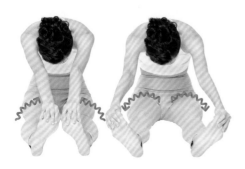

？　為什麼有效？

在前彎姿勢下
大腿後側會緊繃

　　大腿後側有好幾塊肌肉，總稱為大腿後肌（膕旁肌），可使髖關節往後伸，以及讓膝蓋彎曲，若長時間持續駝背等上半身前傾的姿勢，就會演變成肌肉僵硬疼痛。而且外側和內側的肌肉分布方向不同，因此要一面改變方向一面進行伸展，才能看出效果。

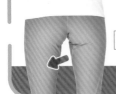

大腿後側疼痛 (外側)

目標 10 次呼吸 × 2 回合 (左右)　　　建議時間 夜晚

藉由前彎 & 內側旋轉，伸展大腿後側的外側

STRETCH　　　　　　　　START

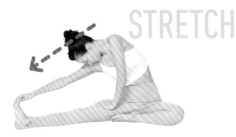
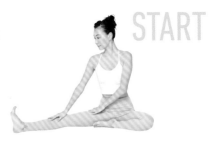

前彎，
右手抓著右腳尖

坐在地上，
單腳 (右腳) 伸直

MOVE

在正中央至內側的
範圍內轉動右腳尖

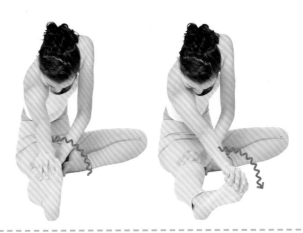

? 為什麼有效？

往後方外側踢的人容易疼痛

　　有 X 型腿傾向的人，走路時會往後方外側踢，因此大腿後肌會承受強大的壓力。一面伸展大腿後側，一面將腳往內側開合、動一動，就能伸展到大腿後肌的外側。

下半身的僵硬疼痛（肌肉） — 大腿後側 — 大腿後側

大腿後側疼痛（內側）

| 目標 | 10 次呼吸 × 2 回合（左右） | 建議時間 | 夜晚 |

藉由前彎＆外側旋轉伸展大腿後側的內側

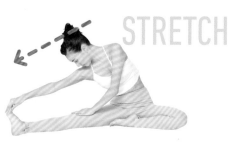

STRETCH

前彎，
右手抓著右腳尖

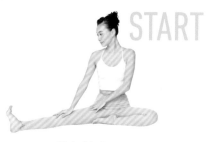

START

坐在地上，
單腳（右腳）伸直

MOVE

在正中央至外側的
範圍內轉動右腳尖

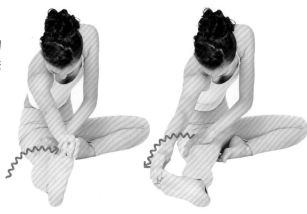

？ 　　　　　　　　**為什麼有效？**

往後方內側踢的人容易疼痛

　　有 O 型腿傾向的人，走路時會往後方內側踢，因此大腿後肌會承受強大的壓力。一面伸展大腿後側，一面將腳往外側開合、動一動，就能伸展到大腿後肌的內側。

小腿外側疼痛

目標 8 次呼吸 × 2 回合（左右）　　建議時間 白天、夜晚

腳踝往內拉，伸展小腿外側

MOVE　　　　　　　　　　START

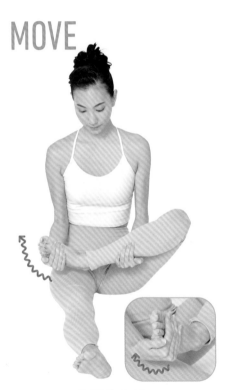
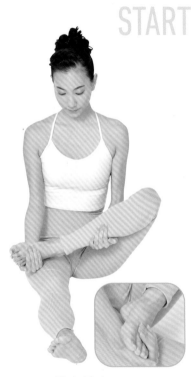

腳踝往內拉，
重複這個動作

坐在地上，
用雙手抓著小腿與腳背

? 為什麼有效？

腳尖朝外抬得太高（O型腿）

站立時習慣將重心放在腳跟的人，還有剛開始慢跑的人，小腿外側經常會出現疼痛。主要原因是腳尖朝外抬得太高而過度緊繃，所以應將腳尖倒向內側同時搖晃，加以放鬆。

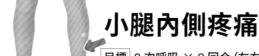

小腿內側疼痛

目標 8 次呼吸 × 2 回合（左右）　　建議時間 白天、夜晚

腳踝往外壓，伸展小腿內側

MOVE　　　　　　　　　　　START

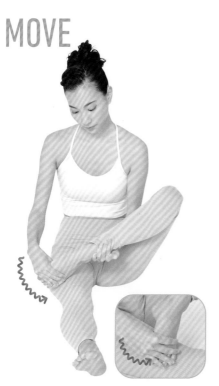

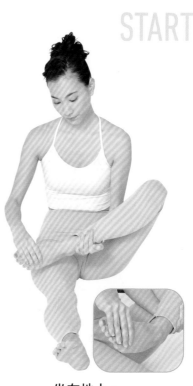

腳踝往外壓，
重複這個動作

坐在地上，
用雙手抓著小腿與腳背

? 為什麼有效？

多數為腳尖習慣朝內的人（X 型腿）

站立時習慣將重心放在腳跟的人，還有剛開始慢跑的人，小腿內側經常會出現疼痛。主要原因是腳尖朝內抬得太高而過度緊繃，所以應將腳尖倒向外側同時搖晃，加以放鬆。

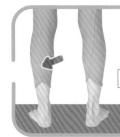

小腿肚疼痛（全部）

目標	10 次呼吸 × 3 回合（左右）	建議時間	白天、夜晚

後腳膝蓋伸直，伸展小腿肚的肌肉

STRETCH&MOVE

START

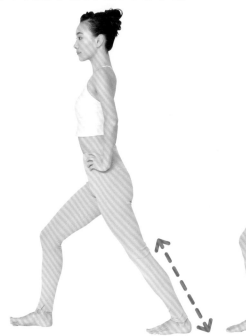

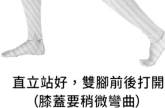

後腳膝蓋伸直，後腳跟貼地，
重複這個動作

直立站好，雙腳前後打開
（膝蓋要稍微彎曲）

? 為什麼有效？

用腳尖踏地的力量過強

　　小腿肚的肌肉可使腳踝往下彎（蹠屈），所以站立時習慣將重心放在腳尖，還有步行時會用力踢腳的人，這個部位容易疼痛。應藉由反覆的伸縮運動加以放鬆，改善肌肉的幫浦機能。

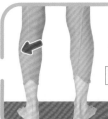

小腿肚疼痛（外側）

| 目標 | 10 次呼吸 × 2 回合（左右） | 建議時間 | 白天、夜晚 |

腳跟朝內，伸展小腿肚外側

STRETCH&MOVE　　　START

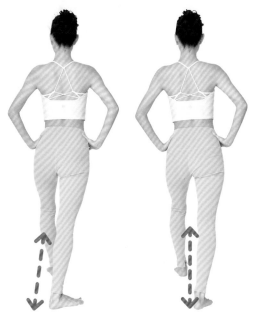

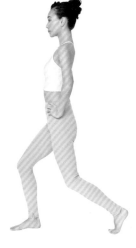

直立站好，雙腳前後打開
（膝蓋要稍微彎曲）

後腳腳跟的方向
依正中央、內側的順序做變化，
輪流貼地，重複動作

？　　　為什麼有效？

重心放在腳尖小趾側的人

　　站立時習慣將重心放在腳尖小趾側的人，小腿肚外側經常會感到僵硬疼痛。刻意將腳跟朝內往下踏，就能放鬆小腿肚外側的肌肉。

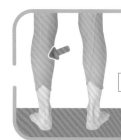

小腿肚疼痛（內側）

目標 10 次呼吸 × 2 回合（左右）　建議時間 白天、夜晚

腳跟朝外，伸展小腿肚內側

STRETCH & MOVE

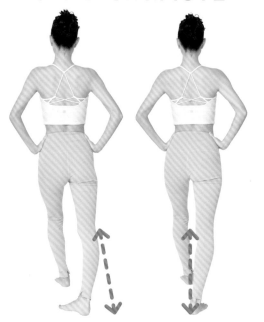

後腳腳跟的方向
依正中央、外側的順序做變化，
輪流貼地，重複動作

START

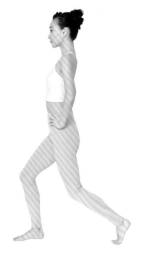

直立站好，雙腳前後打開
（膝蓋要稍微彎曲）

？　　　　　為什麼有效？

重心放在腳尖拇趾側的人

站立時習慣將重心放在腳尖拇趾側的人，小腿肚內側經常會感到僵硬
疼痛。刻意將腳跟朝外往下踏，就能放鬆小腿肚內側的肌肉。

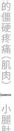

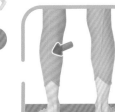

小腿肚疼痛（內部）

| 目標 | 10 次呼吸 × 3 回合（左右） | 建議時間 | 白天、夜晚 |

體重落在前腳，伸展小腿肚的內部

STRETCH

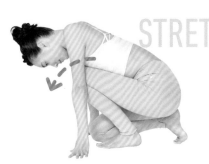

上半身向前倒，
並將體重落在前腳

START

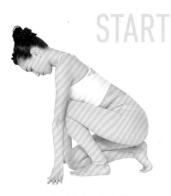

用蹲踞式起跑的
姿勢蹲下

MOVE

保持體重落在前腳，
上半身左右搖晃

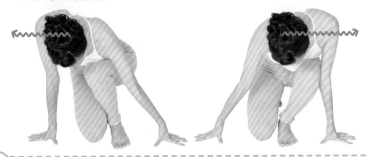

（?） 為什麼有效？

彎曲膝蓋伸展小腿肚

　　長時間一直用相同姿勢站立的話，位於小腿肚深處（內部）的肌肉（比目魚肌）容易筋疲力盡。在膝蓋彎曲的狀態下伸展小腿肚，就能針對比目魚肌進行伸展。

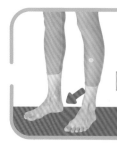

腳底及腳趾疼痛 (拇趾)

目標 6 次呼吸 × 3 回合 (左右)　　建議時間 夜晚

伸展用來彎曲腳拇趾的肌肉

STRETCH　　　　　　　　　　　START

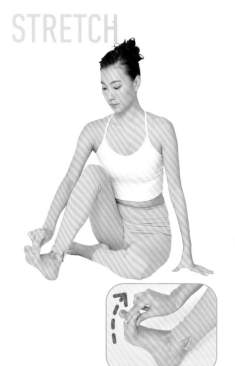

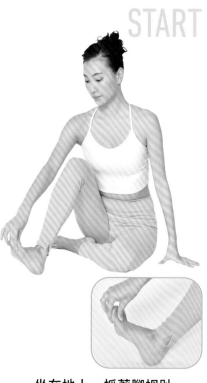

拉著腳拇趾往後彎　　　　　坐在地上，抓著腳拇趾
　　　　　　　　　　　　　　　（腳尖要立起）

? ------------------------ 為什麼有效？ ------------------------

多為拇趾用力踏地的人

　　腳底的肌肉，也是用來活動腳趾的肌肉，應該一起放鬆。習慣拇趾及拇趾球用力踏地的人，內側 (拇趾側) 往往會感到緊繃，所以要伸展彎曲 (蹠屈) 拇趾的肌肉。

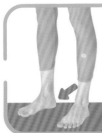

腳底及腳趾疼痛（拇趾）

目標 6 次呼吸 × 3 回合（左右）　　建議時間 夜晚

伸展用來伸直腳拇趾的肌肉

STRETCH　　　　　　　　　　　　START

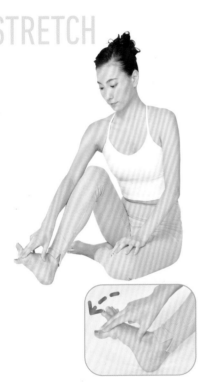

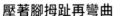

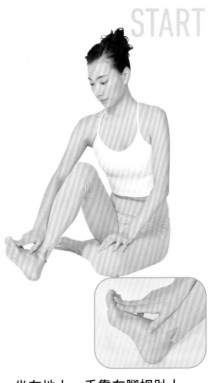

壓著腳拇趾再彎曲　　　　　　坐在地上，手靠在腳拇趾上
　　　　　　　　　　　　　　　　（腳尖要立起）

?　　　　　　　　　為什麼有效？

有的人在站立時拇趾會離地！

習慣在站立時腳趾沒有貼地，呈現「浮趾」姿勢的人，有時會覺得腳背很緊繃。如果是拇趾側有浮趾現象，就要伸展將拇趾後彎（背屈）的肌肉，放鬆肌肉的緊繃狀況。

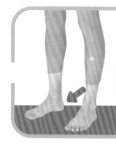

腳底及腳趾疼痛（4 根腳趾）

目標 6 次呼吸 × 3 回合（左右）　　建議時間 夜晚

伸展用來彎曲 4 根腳趾的肌肉

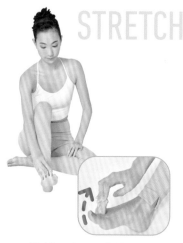

STRETCH

拉著 4 根腳趾往後彎

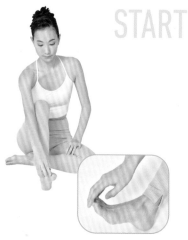

START

坐在地上，抓著 4 根腳趾
（腳尖要立起）

+alpha

單獨拉著腳的小趾往後彎

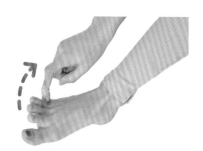

❓ 為什麼有效？

**從腳底中央至外側
出現疼痛的例子**

　　過度將重心放在腳的外側（小趾側）站立或步行的人，還有腳趾會用力踏地的人，容易在腳底中央至外側感到僵硬疼痛。遇到這種情形，應將彎曲（蹠屈）4 根腳趾的肌肉往後彎加以放鬆。單獨將小趾反彎的動作也能作為額外的伸展操，十分有效。

108

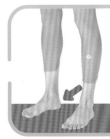

腳底及腳趾疼痛（4 根腳趾）

目標 6 次呼吸 × 3 回合（左右） 建議時間 夜晚

伸展用來伸直 4 根腳趾的肌肉

STRETCH　　　　　　START

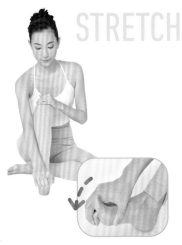
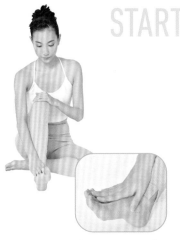

壓著 4 根腳趾再彎曲　　　坐在地上，手靠在 4 根腳趾上
（腳尖要立起）

+alpha

對高足弓十分見效的
伸展操也很有效果
→ P156

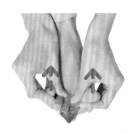

? 為什麼有效？

腳底足弓像抽筋一樣疼痛

習慣在站立時腳趾沒有貼地，呈現「浮趾」姿勢的人，有時會覺得腳背很緊繃。如果是小指側有浮趾現象的話，應伸展將 4 根腳趾後彎（背屈）的肌肉，放鬆肌肉的緊繃現象。還可以加上將兩端的 2 根腳趾往上拉，中間 3 根腳趾往下壓的伸展操，保證很有效果。

專攻
肌腱及骨骼
的疼痛！

肌腱及骨骼疼痛時須留意做伸展操的時間點

肌腱及骨骼疼痛的原因，通常是過度使用造成「過勞」，或是身體歪斜導致負荷不均。因此大部分都會出現骨骼磨耗等情形，出現疼痛現象。有些人還會嚴重發炎，所以基本上會採取保守療法。伸展操可當作恢復期的復健，或是作為預防措施，從根本下手，改善身體歪斜。請詳閱左列的注意事項，以免造成症狀惡化。

肌腱及骨骼的疼痛要留意！

基本上採取保守療法！
出現疼痛時須靜養，先接受醫生的診斷。

疼痛時不做伸展操！
會痛的時候禁止做伸展操。在不痛的範圍內才能進行伸展操。

取得醫生許可才開始做復健！
作為復健的伸展操，務必在身體恢復健康，取得醫生許可後，才能開始進行。

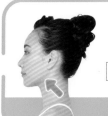

顳顎關節症

目標 8 次呼吸 × 3 回合　　建議時間 白天、夜晚

放鬆咬緊牙根這類下巴肌肉的緊繃現象

STRETCH　　　　　　　　　　　　　　**START**

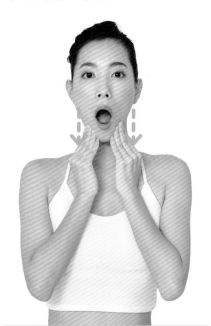

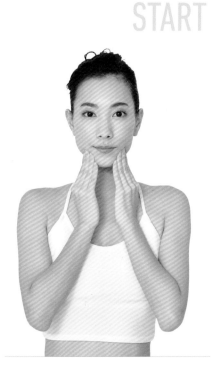

用雙手將下巴往下壓，
同時將嘴巴大幅度張開

雙手靠著下巴

? 為什麼有效？

緊咬牙根這類的長時間緊繃現象會導致疼痛！

在壓力的影響下，出現「咬緊牙根」這種傾向的人越來越多。顳顎關節症，就是這種下巴肌肉長時間緊繃的情形，才容易引發的疾病。將嘴巴大幅度張開，好好伸展下巴的肌肉吧！

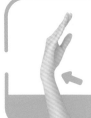

手腕疼痛

目標 10 次呼吸 × 3 回合（左右）　建議時間 夜晚

緩解手腕過度使用的疼痛

MOVE

START

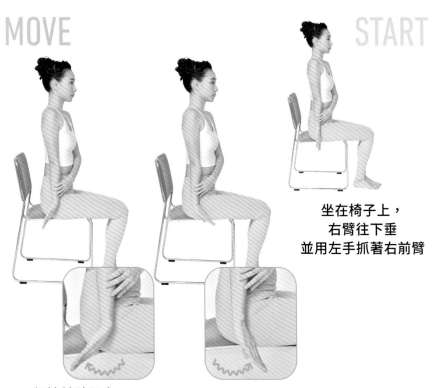

坐在椅子上，
右臂往下垂
並用左手抓著右前臂

保持前臂固定，
將手腕前後活動一下

？　為什麼有效？

在不會疼痛的範圍內擴大手腕的可動域

　　平時過度使用、讓手腕過勞而引發的疼痛。直到疼痛消退前都須靜養，並在不會疼痛的範圍內，逐步擴大手腕的可動域。一開始要從垂直姿勢做起，所以應採取不會造成多餘負擔的伸展操。

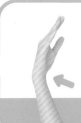

手腕疼痛

| 目標 | 10 次呼吸 × 2 回合（左右） | 建議時間 | 夜晚 |

手腕是往 2 個方向活動的關節，也要因應側向的動作

MOVE

START

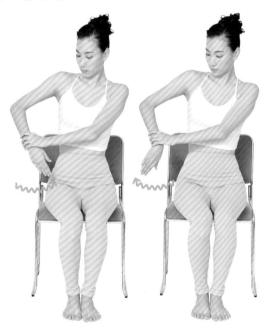

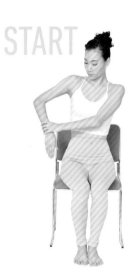

坐在椅子上，
用左手抓著右前臂

保持前臂固定，
將手腕左右活動一下

? 為什麼有效？

手腕關節可往前後、左右 2 個方向活動

手腕是可以往 2 個方向活動的關節。在上一頁已經做過前後活動的伸展操，如果不會出現疼痛的話，還可以加上往左右活動的伸展操。

手肘內側疼痛

| 目標 | 10 次呼吸 × 3 回合（左右） | 建議時間 | 夜晚 |

對手肘造成強大衝擊的運動所引發的疼痛

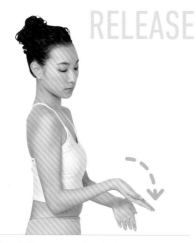

RELEASE

左手放開，且右手腕不要出力
完全放鬆

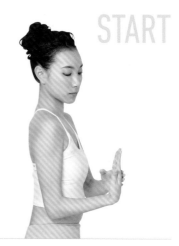

START

右手腕彎曲，再用左手支撐

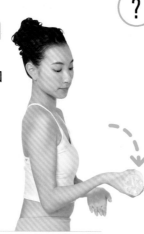

+alpha

握著保特瓶
等物品可增加
負荷

? 為什麼有效？

讓手肘反覆承受衝擊的運動
常見的疼痛

手肘內側疼痛，是從事網球、高爾夫或棒球的人，讓手肘反覆承受衝擊時常見的運動傷害。手肘內側的肌肉，負責將手腕彎曲（屈曲）的功能，做伸展操時，應一邊伸展一邊增加負荷。一開始用「自重訓練」（不增加額外重量，用自身重量當作阻力與負重）的方式觀察情況，再用保特瓶等物品逐步提升強度。

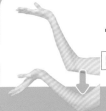

手肘外側疼痛

目標 10 次呼吸 × 3 回合（左右）　　**建議時間** 夜晚

藉由放鬆手腕，溫柔刺激手肘

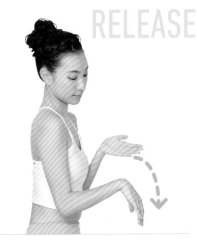

RELEASE

左手放開，且右手腕不要出力
完全放鬆

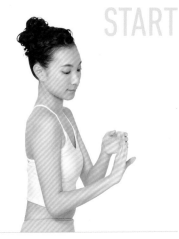

START

右手腕往後彎，並用左手支撐

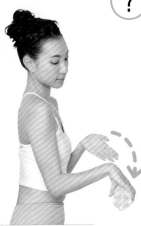

+alpha

握著保特瓶等
物品可增加
負荷

? 為什麼有效？

**針對將手腕往後彎的肌肉，
應一面伸展一面加上負荷**

　　手肘外側疼痛，是從事網球、
高爾夫或棒球的人，讓手肘反覆承受
衝擊時常見的運動傷害。手肘外側的
肌肉，負責將手腕後彎（伸展）的功
能，做伸展操時，應一邊伸展一邊增
加負荷。一開始用自重訓練的方式觀
察情況，再用保特瓶等物品逐步提升
強度。

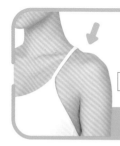

四十肩、五十肩

| 目標 | 10 次呼吸 × 3 回合 | | 建議時間 | 白天、夜晚 |

在手腕沒有抬高的狀態下做動作

MOVE

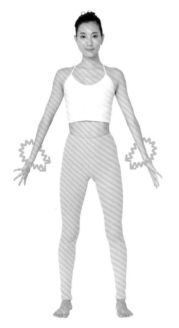

反覆將雙臂向內轉、向外轉，
改變手掌的方向

START & MOVE

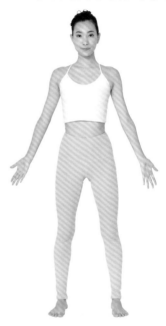

直立站好，雙臂伸向斜下方

? ## 為什麼有效？

轉動手臂（肩關節），維持柔軟度！

隨著年齡增長，有些人會出現手臂抬不起來的症狀。雖然四十肩的症狀可以改善，但是肌肉一直很僵硬的話，活動起來就會不靈活。應在不會出現疼痛的姿勢下轉動（旋轉）肩關節，保持肩膀周邊的柔軟度。

四十肩、五十肩

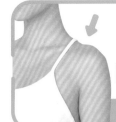

| 目標 | 10 次呼吸 × 2 回合 | 建議時間 | 白天、夜晚 |

在不會出現疼痛的範圍內提升手腕的靈活度

MOVE

START & MOVE

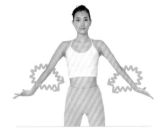

直立站好，雙臂伸向斜下方
再向內轉、向外轉

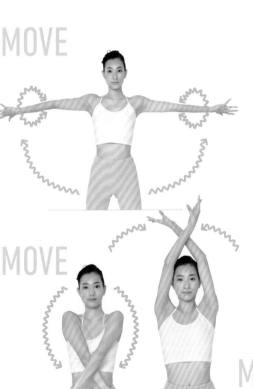

MOVE

MOVE

進一步大幅度轉動手臂，
同時向內轉、向外轉

？ 為什麼有效？

在不會出現疼痛的範圍內逐步放鬆整個肩膀

隨著年齡增長，可能會罹患手臂抬不起來的四十肩。最重要的是等到
症狀改善之後，再提升肩膀周邊肌肉的柔軟度。除了上一頁（轉動肩關節）
的動作之外，還要轉動手臂並變化位置，全面性地放鬆肌肉。

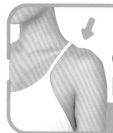

肩關節夾擠症
（Shoulder impingement）

目標 10 次呼吸 × 3 回合（左右）　建議時間 夜晚

刺激肩膀的深層肌肉增加穩定性

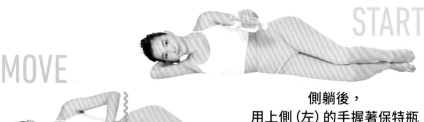

START

MOVE

側躺後，
用上側（左）的手握著保特瓶

手肘彎曲，
再將握在前方的保特瓶倒向身體前方

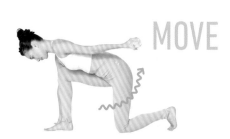

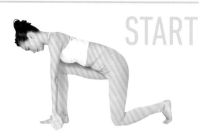

MOVE

START

將握著保特瓶的手往後方抬高
（手肘不能彎曲）

單膝立起後上半身向前倒，
將握著保特瓶的手往正下方放下

?　　　　　為什麼有效？

「旋轉肌袖」負責肩膀的精細動作

　　網球或棒球等會做出舉手過肩的動作時，常見的運動傷害。肩膀突起部位的肌肉及軟組織會摩擦而出現疼痛。應透過 4 種伸展操，放鬆名為「旋轉肌袖」、支撐肩膀的深層肌肉。

肩關節夾擠症
(Shoulder impingement)

目標 10 次呼吸 × 3 回合（左右）　　**建議時間** 夜晚

搭配右頁的伸展操一起進行

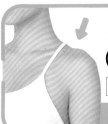

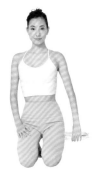

雙膝立起（直立站著也可以），
將握著保特瓶的手朝下

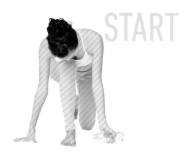

單膝立起後上半身向前倒，
將握著保特瓶的手
往正下方放下

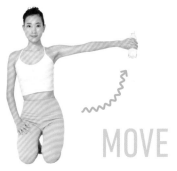

將握著保特瓶的手
往側面正中央抬高

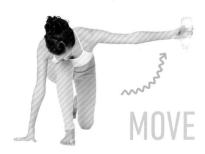

將握著保特瓶的手
往側面正中央抬高
（手肘不能彎曲）

❓ 為什麼有效？

跟隨肩關節的基本動作！

進行 4 種伸展操，放鬆支撐肩膀的「旋轉肌袖」。這 4 種伸展操都是重現肩關節的每個基本動作。活動肩關節的軸心並不相同，應針對所有方向的柔軟度進行改善。

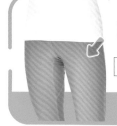

彈響髖症候群 (ISHS、ESHS)

目標 10 次呼吸 × 3 回合 (左右)　　建議時間 夜晚

專攻髖關節會喀喀作響的症狀

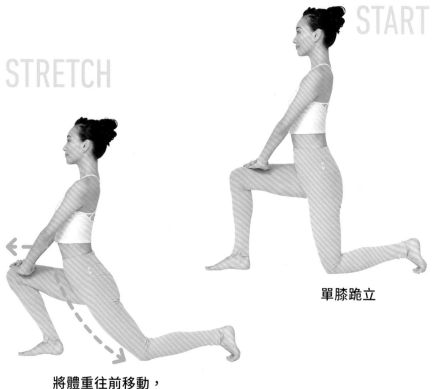

START

STRETCH

單膝跪立

將體重往前移動，
伸展後腳的鼠蹊部

? 　　　　　　　　為什麼有效？

原因出在通過骨盆內部的髂腰肌太僵硬

坐下或起身時，髖關節會喀喀作響的症狀，起因於臀部外側的肌肉僵
硬，還有從腰部骨骼連結骨盆、大腿骨骼的髂腰肌太過僵硬。這時就要做髂
腰肌的伸展操。

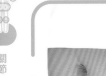

彈響髖症候群 (ISHS、ESHS)

目標 10 次呼吸 × 3 回合（左右）　　**建議時間** 夜晚

起因於臀部肌肉時須加以伸展

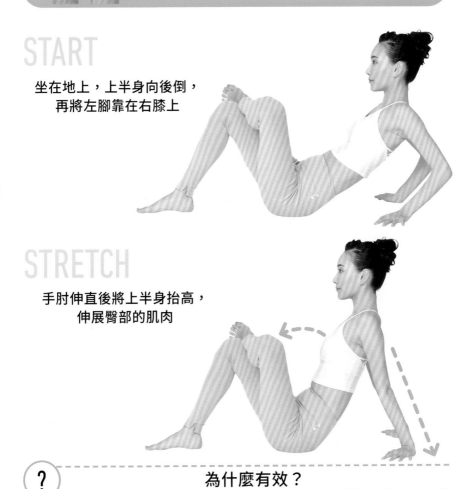

START

坐在地上，上半身向後倒，
再將左腳靠在右膝上

STRETCH

手肘伸直後將上半身抬高，
伸展臀部的肌肉

? 為什麼有效？

放鬆臀部外側的肌肉

　　髖關節會喀喀作響的另一個原因，就是臀部外側的肌肉僵硬，此時可透過伸展操解決這個問題。將腳打開使上半身前傾，伸展臀部的外側。讓臀部固定在地上，增加伸展的強度。

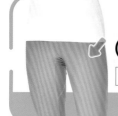

股骨髖臼夾擠症
(Femoroacetabular impingement)

目標 10 次呼吸 × 3 回合　　建議時間 夜晚

坐著時會出現疼痛的症狀，應強化髖關節周邊肌肉

MOVE　　　　　　　　　　　　START

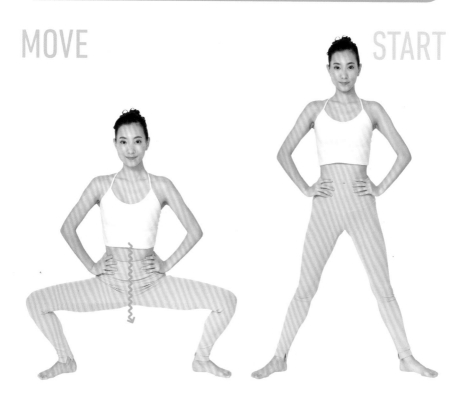

雙膝往腳尖方向彎曲，　　　　雙腳大幅度打開站好
使腰部往正下方移動

? 　　　　　　　為什麼有效？

在骨骼不會碰撞的範圍內刺激肌肉

　　骨盆與大腿骨會在髖關節內部因碰撞而引發疼痛。但是因為疼痛而不活動身體的話，髖關節就會變僵硬。應在避免骨骼碰撞的情形下，將腳打開，刺激髖關節周邊的肌肉。

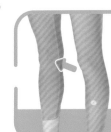

膝蓋上方或下方疼痛

目標 10 次呼吸 × 3 回合（左右）　建議時間 白天、夜晚

不會疼痛之後，再擴大膝蓋的可動域

MOVE1

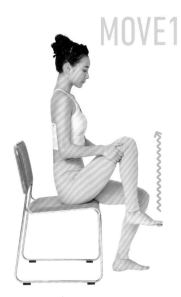

用雙手將膝蓋抬高，
同時彎曲膝蓋

START

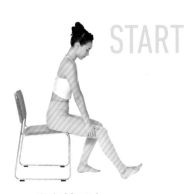

坐在椅子上，
用雙手抓著膝蓋後側

MOVE2

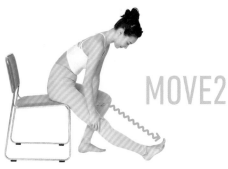

用雙手將膝蓋放下，
同時伸展膝蓋

? 為什麼有效？

大腿前側肌肉的肌腱會摩擦

　　像跑步這種反覆讓大腿前面承受負荷的運動常見的運動傷害。大腿前側肌肉（股四頭肌）的肌腱，會在膝蓋上方或下方摩擦後產生疼痛。等到不會痛的時候，再擴大膝關節的可動域。

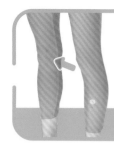

膝蓋上方或下方疼痛

目標 10 次呼吸 × 3 回合
（左右、前後轉動）

建議時間 夜晚

髖關節外側不靈活，有時也會膝蓋疼痛

START

往右側躺，
上側（左）的腳離地

MOVE1

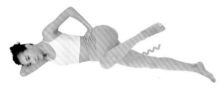

左膝拉高……

MOVE2

將左膝往上方至前方移動……

MOVE3

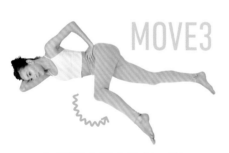

如同踩自行車踏板一樣，
使膝蓋前後轉動

? 為什麼有效？

髖關節外側的肌力與膝蓋的柔軟度

當髖關節外側的肌力下滑，就容易引發膝蓋的肌腱及韌帶疼痛。將腳往上抬高，活動膝蓋，不但能強化髖關節外側的肌力，還能同時改善膝關節肌肉的柔軟度。

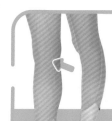

膝蓋後側疼痛

目標 6次呼吸 × 3回合（左右）　建議時間 白天、夜晚

站立時習慣膝蓋過度伸直就會疼痛

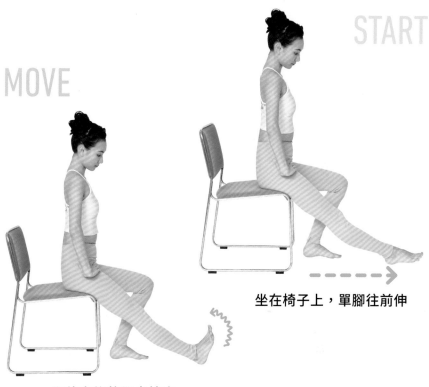

START

MOVE

坐在椅子上，單腳往前伸

腳伸直後將腳尖拉高

? 為什麼有效？

習慣膝蓋過度伸直就會導致疼痛

　　站著時膝蓋會過度伸直（用力）的人（多為腰椎弧度過大的人）常見的症狀。坐在椅子上，使腳跟貼地，就能活動膝蓋而不會造成多餘的負擔。這項伸展操可以在不會引發疼痛的範圍內，擴大關節可動域。

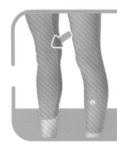

膝關節夾擠症（半月板損傷）

目標 10 次呼吸 × 3 回合（左右）　建議時間 白天、夜晚

半月板會因為膝蓋的習慣性動作而磨損

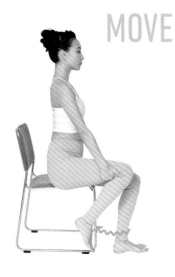

MOVE

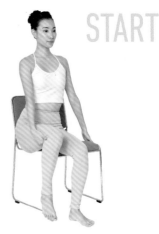

START

坐在椅子上，
用右手將右膝抬高
（另一隻手扶著椅子邊緣）

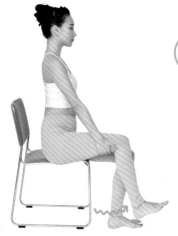

膝蓋以下的部位前後搖晃

? 為什麼有效？

膝蓋習慣性施力不均
為根本原因

　　舉凡 X 型腿及 O 型腿等，都是因為膝蓋習慣性的動作，導致壓力過大、半月板這種軟組織磨損，才會引發疼痛。在這種時候，基本上會採取保守療法，等到疼痛消失後，再逐步擴大關節可動域。應讓腳離地，在不會造成多餘負擔的情形下放鬆膝蓋，同時反覆進行正確的動作。

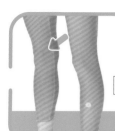

膝關節夾擠症（半月板損傷）

目標 10 次呼吸 × 3 回合　建議時間 白天、夜晚

學習膝蓋的正確動作

MOVE　　　　　　　START

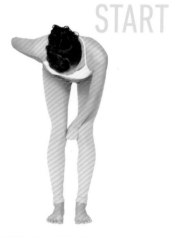

雙腳與腰同寬站好，
左手的拳頭夾在雙膝之間

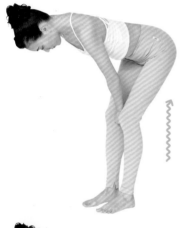

?　　為什麼有效？

目的在於強化膝蓋的肌力與修正動作

　　舉凡 X 型腿及 O 型腿等，都是因為膝蓋習慣性的動作，導致壓力過大，半月板這種軟組織磨損，才會引發疼痛。應將拳頭夾在雙膝之間進行屈伸運動，以強化膝蓋周邊的肌肉，並學習膝蓋的正確動作。當膝蓋無法夾著拳頭，或是膝蓋會離開拳頭時，就要修正動作。

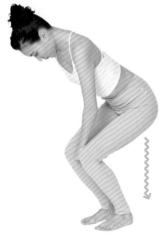

夾著拳頭
直接讓雙膝屈伸

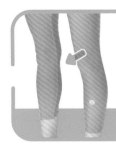

膝蓋內側疼痛（X型腿）

目標 10 次呼吸 × 3 回合
（左右、前後轉動）　　建議時間 夜晚

在髖關節打開的狀態下動一動

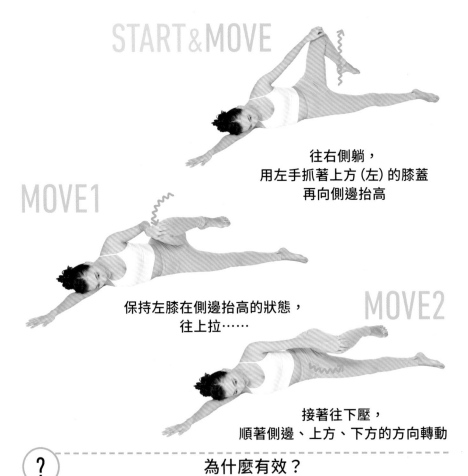

START&MOVE

往右側躺，
用左手抓著上方（左）的膝蓋
再向側邊抬高

MOVE1

保持左膝在側邊抬高的狀態，
往上拉……

MOVE2

接著往下壓，
順著側邊、上方、下方的方向轉動

? 為什麼有效？

逐步放鬆髖關節的內側

　　X型腿是因為髖關節內側的肌肉僵硬，使得大腿骨往內側拉才會形成。
應在髖關節打開的狀態下，大幅度活動大腿骨。放鬆髖關節內側的肌肉，修
正動作。

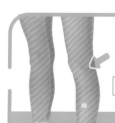

膝蓋外側疼痛（O型腿）

目標 10次呼吸 × 3回合
（左右、前後轉動）

建議時間 夜晚

在髖關節閉合的狀態下動一動

START&MOVE

往右側躺，
將上方（左）的膝蓋貼地後
直接彎曲

MOVE1

保持左膝貼地的狀態
往上拉……

MOVE2

做出類似往前踢的動作……

MOVE3

在前方如同踩踏板一樣，
轉動雙腳

? 為什麼有效？

放鬆髖關節的外側

　　O型腿是因為髖關節外側的肌肉僵硬，使得大腿骨往外側拉才會形成。應在髖關節閉合的狀態下，大幅度活動大腿骨。放鬆髖關節外側的肌肉，修正動作。

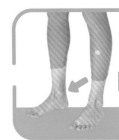

腳踝疼痛（全部）

目標 10 次呼吸 × 3 回合
（左右、前後轉動）

建議時間 夜晚

轉動腳踝，擴大關節可動域

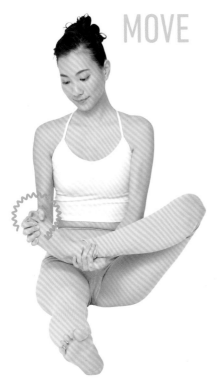

MOVE

一面用右手引導，
一面緩慢轉動腳踝

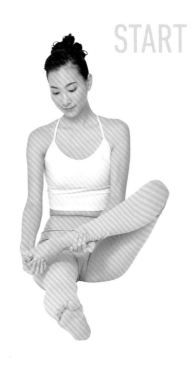

START

坐在地上，用左手抓著小腿，
用右手抓著左腳的腳尖

? 為什麼有效？

習慣性動作及腳底足弓的影響

走路時著地有習慣動作，或是足弓有問題的話，腳踝承受的負擔就會變大。應撐著腳踝，避免造成多餘負擔，在不會痛的範圍內轉動，逐步擴大關節可動域。

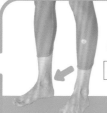

腳踝疼痛（內側）

| 目標 | 10 次呼吸 × 3 回合
（左右、前後轉動） | 建議時間 | 夜晚 |

腳踝往外轉，擴大關節可動域

MOVE　　　　　　　　　　　　START

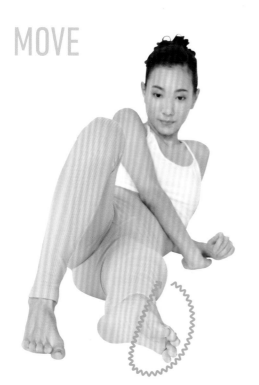

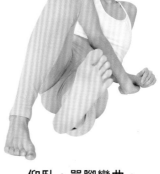

仰臥，單腳彎曲，
將上半身稍微抬高，
單腳（左腳）離地

離地那隻腳的腳踝
在正中央至外側的範圍內轉動

? 　　　　　　　為什麼有效？

受扁平足影響，腳踝會往內伸

　　一旦腳底的足弓塌陷（扁平足），腳踝內側就會受到拉扯而著地，開始感到疼痛。應將疼痛的那一側（內側）朝上，往外伸展同時緩慢轉動。

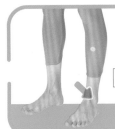

腳踝疼痛 (外側)

| 目標 | 10 次呼吸 × 3 回合
(左右、前後轉動) | 建議時間 | 夜晚 |

腳踝往內轉，擴大關節可動域

MOVE

START

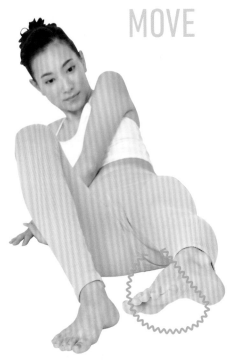

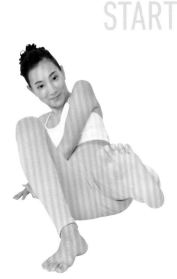

仰臥，單腳彎曲，
將上半身稍微抬高，
單腳 (左腳) 離地

離地那隻腳的腳踝
在正中央至內側的範圍內轉動

? 　　　　　　　　**為什麼有效？**

常見腳踝扭傷疼痛的案例

　　因為橫向移動的運動或跑步，而扭傷腳踝造成疼痛的案例常見的部位。這種時候，基本上會採取保守療法。在不會出現疼痛的範圍內，將腳踝往內伸展，同時緩慢轉動，逐步擴大關節可動域。

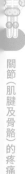

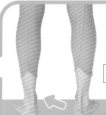

腳踝疼痛（後側、阿基里斯腱）

目標 10 次呼吸 × 3 回合（左右）　建議時間 夜晚

在不會痛的範圍內做動作，擴大腳踝的可動域

MOVE

START

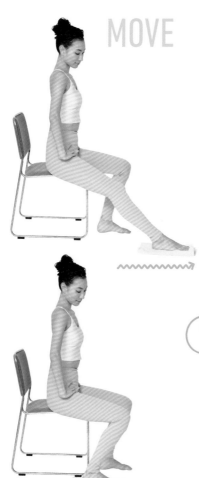

START

坐在椅子上，
在做動作的那隻腳下方墊毛巾

膝蓋彎曲伸直，
使腳下的毛巾滑動

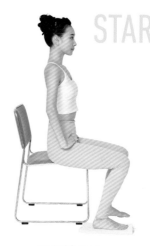

？　為什麼有效？

在不會造成阿基里斯腱的
負擔下擴大關節可動域

短跑衝刺或是長時間跑步等運動，會對阿基里斯腱造成極大負擔，許多人經常會因此感到疼痛。進行這項伸展操時，可以坐在椅子上，讓腳貼地，不會造成多餘的負擔。在腳下墊著毛巾，使膝蓋彎曲伸直、前後滑動，逐步擴大腳踝的可動域。

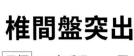

椎間盤突出

| 目標 | 10 次呼吸 × 3 回合 | | 建議時間 | 夜晚 |

椎間盤向後突出，壓迫到神經的疼痛

START&STRETCH

趴臥，雙肘立起後
腰部後仰

START&STRETCH

進一步將腳尖立起後，
腰部後仰的角度就會加大

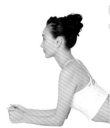

NG

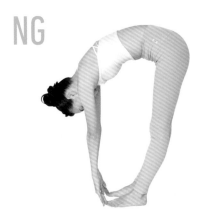

腰部前彎的伸展會造成反效果，
千萬不可以這麼做

? 為什麼有效？

椎間盤堪稱脊椎的緩衝墊
於背後錯位將壓迫神經

脊椎是由椎體這種脊椎骨堆疊而成的構造。而且在脊椎骨之間，還有負責緩衝墊功能的軟組織，稱作椎間盤。所謂的椎間盤突出，就是椎間盤於背後錯位，壓迫到神經引發疼痛的症狀。應將腰部後仰，使椎間盤歸位。千萬不可以反過來做前彎的動作。

椎間盤突出

| 目標 | 10 次呼吸 × 3 回合 | 建議時間 | 夜晚 |

膝蓋彎曲以提升伸展操的強度

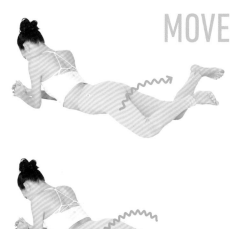

MOVE

START

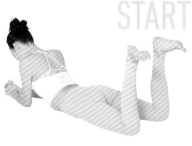

趴臥，從雙肘立起的狀態
將雙膝彎曲

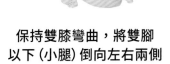

保持雙膝彎曲，將雙腳
以下（小腿）倒向左右兩側

? 為什麼有效？

在不會疼痛的範圍內
增加伸展操的強度

　　如果採取右頁將腳跟抬高，並
將上半身後仰的姿勢也不會引發疼痛
的話，就可以逐步提升伸展操的強
度。首先要將上半身後仰並彎曲膝
蓋，如果不會出現疼痛的話，再將雙
腳左右動一動，讓無法活動時變僵硬
的腰部肌肉好好放鬆。千萬不可以做
扭轉上半身的伸展操。

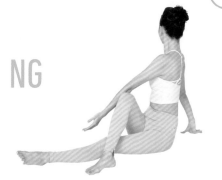

NG

上半身扭轉的伸展操會造成反效果，
千萬不可以這麼做

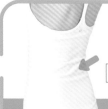

脊椎滑脫、椎弓解離

目標 10 次呼吸 × 3 回合（左右）　建議時間 夜晚

大腿及髖關節周邊的肌肉僵硬會造成腰部負擔

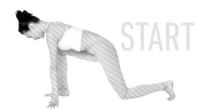

單膝立起後，上半身向前倒，
雙手貼地

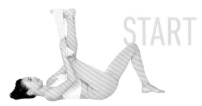

仰臥，單腳抬高，
將毛巾掛在腳底

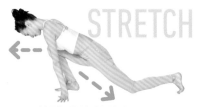

將體重往前移動，
伸展鼠蹊部

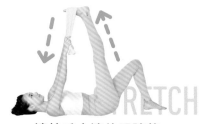

邊拉毛巾邊伸展膝蓋

？ 為什麼有效？

運動員常見的運動傷害
應改善周邊肌肉的柔軟度

　　脊椎後方的骨骼（椎弓及椎突）疲勞性骨折的症狀，稱作椎弓解離，另一種脊椎鬆脫往前位移的症狀，稱作脊椎滑脫，屬於從小持續運動的運動員常見的運動傷害。大腿及髖關節周邊僵硬，會對腰部造成負擔，因此要在不會出現疼痛的範圍內，放鬆這些部位。

+alpha

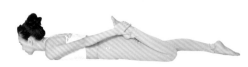

趴臥，將膝蓋彎曲，
伸展大腿前面

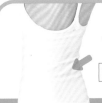

脊椎滑脫、椎弓解離

| 目標 10 次呼吸 × 3 回合（左右） | 建議時間 夜晚 |

伸展鼠蹊部（髂腰肌）的伸展操

STRETCH｜START

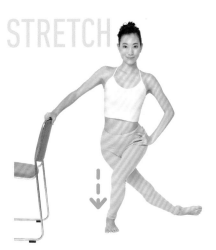

前腳（左腳）膝蓋彎曲，
使腰部往正下方移動

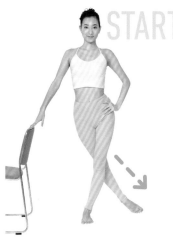

扶著椅子的椅背等站好，
單腳（右腳）往左斜後方拉

NG

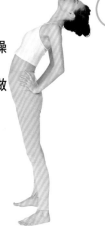

腰部後仰的伸展操
　會造成反效果，
千萬不可以這麼做

? 為什麼有效？

髖關節的外側及髂腰肌
也能有效強化軀幹！

　　髖關節外側的肌肉，以及連結腰部骨骼與大腿的髂腰肌柔軟度，都會造成很大影響。藉由伸展操持續擴大這些部位的關節可動域，並透過肌力訓練強化軀幹，也是很重要的事。脊椎滑脫是脊椎的骨骼往前位移造成的運動傷害，所以將腰部後仰的伸展操基本上是錯誤的做法。

椎管狹窄症

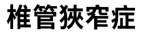

目標 各 10 次呼吸 × 3 回合　　**建議時間** 夜晚

伸展脊椎，擴大背部的關節可動域

START

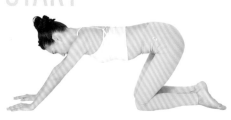

四足跪姿，雙手於前方貼地
（手掌貼地）

START

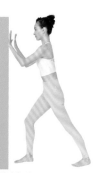

站在牆壁前方
將雙腳前後打開，雙手貼牆

STRETCH

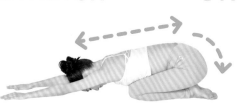

將臀部往腳跟方向移動

STRETCH

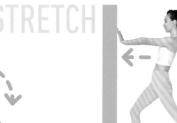

壓著牆壁，
使上半身往後仰

? 為什麼有效？

椎管壓迫到神經就會引發疼痛

　　脊椎內神經通過的管徑稱作椎管，當椎管隨著年齡增長變狹窄後，壓迫到神經就會疼痛的症狀，便稱作「椎管狹窄症」。各種情況都會發生，腰部後仰時會痛，腰部拱起時也會痛，所以只能往不會痛的方向進行伸展操。

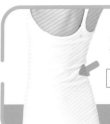

椎管狹窄症

目標 各 10 次呼吸 × 3 回合　　建議時間 夜晚

放鬆背部的肌肉，修正姿勢的不良習慣

START

雙腳與肩同寬站好，
雙手叉腰

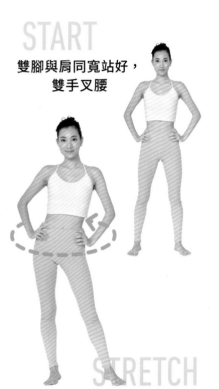

STRETCH

將腰部前後左右轉動

START

側向站在牆壁前方，
靠近牆壁的那隻手貼牆

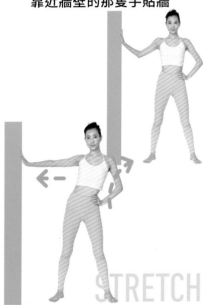

STRETCH

壓著牆壁，使上半身往側邊滑動
（雙肩保持水平）

❓ 為什麼有效？

放鬆沒在活動的肌肉

　　除了身體前後歪斜會引發疼痛之外，有時候左右歪斜也會引發疼痛。
身體傾斜就會痛的人，應往不會痛的方向伸展，放鬆變硬的肌肉。慢慢轉動
腰部，保持整體的柔軟度也是很重要的事。

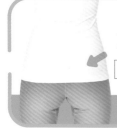

坐骨神經痛

目標 10 次呼吸 × 3 回合 (左右)　建議時間 夜晚

放鬆大腿的肌肉，促進血液循環

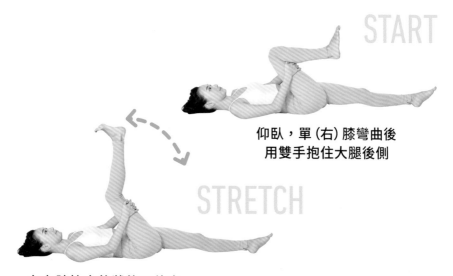

START

仰臥，單 (右) 膝彎曲後
用雙手抱住大腿後側

STRETCH

在右膝抬高的狀態下伸直，
重複這個動作

?　為什麼有效？

腰部及骨盆周圍的肌肉變硬之後也會造成影響

　　坐骨神經痛，是一種經常會併發椎間盤突出的症狀。突出的椎間盤，加上周圍變硬的肌肉壓迫到神經之後，尤其腳的外側常會出現發麻的症狀。由於是將腳朝向垂直方向，因此可以在不會造成多餘負擔的狀態下完成伸展操。逐步放鬆大腿及臀部，也就是坐骨周邊變硬的肌肉。

+alpha

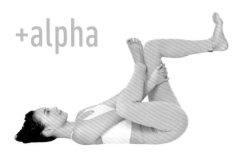

將另一隻腳靠在抬高的膝蓋上，
還能伸展臀部

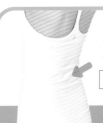

腰部扭傷

目標 10 次呼吸 × 3 回合 　　建議時間 隨時

放鬆髖關節前側部位與臀部的肌肉

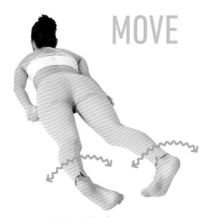

MOVE

START

以腳尖為中心，
將腳跟內外轉動

趴臥

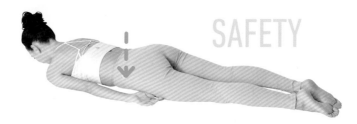

SAFETY

趴臥後反覆深呼吸，
吐氣時要從腰部將力量放鬆

? 為什麼有效？

幾乎靜止不動的狀態，在能力許可範圍內逐步放鬆

腰部扭傷、閃到腰就是急性腰痛，因為劇痛的關係，多數時候都動彈不得。髖關節的前側肌肉常會十分僵硬，因此要在躺著的狀態下進行伸展。另外再晃動腳跟，也能有效放鬆臀部周邊的肌肉。

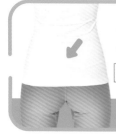

薦髂關節疼痛

| 目標 | 10 次呼吸 × 3 回合 | 建議時間 | 夜晚 |

放鬆骨盆關節周邊的肌肉

START & MOVE

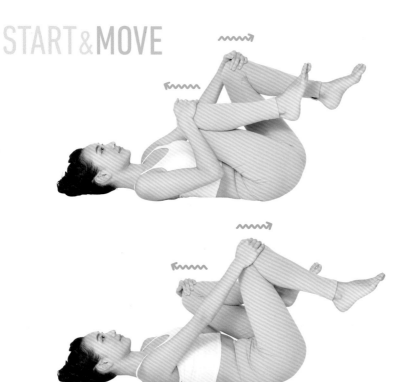

仰臥後雙膝彎曲，用雙手引導，
同時讓左右膝蓋輪流上下動一動

? 為什麼有效？

腰部與骨盆連結處有問題時引發的疼痛

連結位於脊椎末端的薦骨與骨盆（髂骨）左右兩端的關節，稱作薦髂關節。一旦關節發炎，周圍的肌肉就會承受壓力，腰部及臀部便會出現疼痛。應將雙腳前後動一動，藉此放鬆薦髂關節。

第3章

排除身體惱人問題的

「各式歪斜
伸展操大全」

身體歪斜
會引發疼痛！

改善身體歪斜
從根本解決身體僵硬疼痛的原因！

本章所要解說的伸展操，可用來改善慢性的身體歪斜情形，這也是造成身體僵硬疼痛的原因。

雖然針對不同部位緩解僵硬疼痛的伸展操，做完之後也許可以暫時減輕症狀，但若無法從根本進行改善，將會再次引發僵硬疼痛。

以肩膀僵硬為例，這種症狀並非起因於肩膀，多數都是其他部位出問題，比方說頸部及脊椎弧度消失的頸椎過直和平背，還有駝背與腰椎弧度過大。

包含腰痛及膝痛，事實

上原因大多也是出在扁平足和高足弓這類的腳底歪斜。

總而言之，只要沒有改善身體的歪斜情形，身體的僵硬疼痛便不會完全消失。如果日常的姿勢及動作感覺有問題的話，最重要的就是做做伸展操當作預防保健，以期從根本解決問題。

本書主要針對下述身體的歪斜情形進行解說

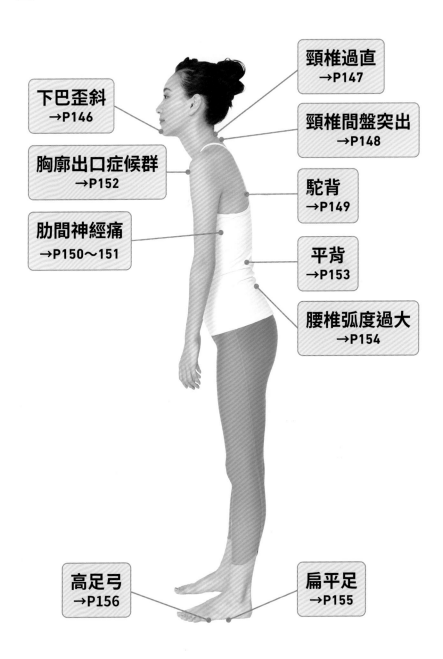

頸椎過直
→P147

頸椎間盤突出
→P148

下巴歪斜
→P146

胸廓出口症候群
→P152

駝背
→P149

肋間神經痛
→P150～151

平背
→P153

腰椎弧度過大
→P154

高足弓
→P156

扁平足
→P155

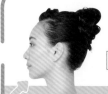

下巴歪斜

目標 6 次呼吸 × 3 回合　　建議時間 隨時

下巴動作會習慣性出現左右差異

MOVE

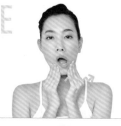

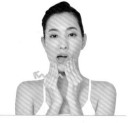

用雙手引導，
同時將往下拉的下巴
左右動一動

START

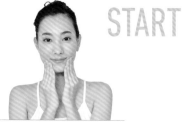

雙手靠著下巴

STRETCH

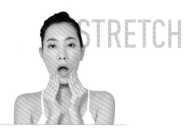

用雙手將下巴往下拉

+alpha

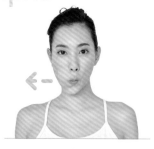

用舌頭頂著左右臉頰

?　　為什麼有效？

總是用同一側牙齒咀嚼
會影響下巴造成歪斜

習慣用某一側牙齒咀嚼時，咀嚼的肌肉容易僵硬，臉部肌肉會緊繃，有些人的下巴經過拉扯後就會往側邊歪斜。應將下巴往下拉進行伸展，接著再左右動一動，促進血液循環。用舌頭從內側頂著肌肉僵硬那一側的臉頰，伸展一下也能看出效果。

頸椎過直

目標 10 次呼吸 × 3 回合　　建議時間 夜晚

頸椎的弧度完全變成一直線

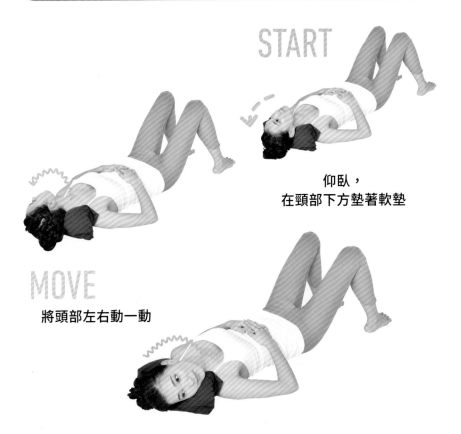

START

仰臥，
在頸部下方墊著軟墊

MOVE

將頭部左右動一動

? 為什麼有效？

讓失去弧度的頸椎回復原狀

類似駝背的前傾姿勢下，頭部會往前伸，一直呈現這種狀態的症狀就是頸椎過直。應使用枕頭讓頸部倒下去，使失去弧度的頸椎回復原狀，同時放鬆周邊的肌肉。

頸椎間盤突出

目標 8 次呼吸 × 3 回合　　建議時間 白天、夜晚

頸椎間盤向後突出壓迫到神經

START&MOVE

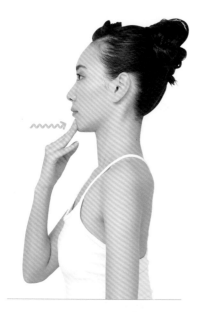 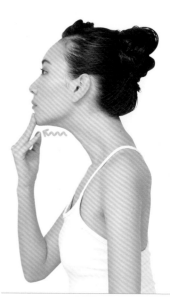

下巴往前頂出去再將手靠在下巴上，
一面用手按壓一面收下巴。重複這個動作

?　　　　　　為什麼有效？

針對頸椎的深層肌肉進行伸展

　　位於頸椎脊椎骨之間的椎間盤向後突出，壓迫到神經，出現發麻及疼痛的症狀。應在不會出現疼痛的範圍內將頭部（下巴）往後拉，放鬆沿著頸椎生長的深層肌肉。

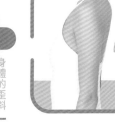

駝背

目標 10 次呼吸 × 3 回合
（內外轉動）

建議時間 夜晚

肩胛骨夾緊，同時畫出「漩渦狀」

START

MOVE

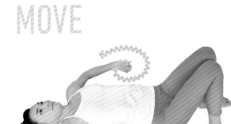

背部墊著軟墊，
仰臥後手背貼地

用手背畫出大大的 「漩渦狀」，
讓雙臂活動一下

+alpha

用手掌畫出大大的
「漩渦狀」

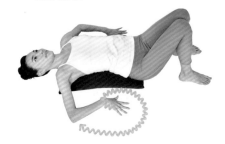

? 為什麼有效？

讓外翻的肩胛骨
往內夾緊再動一動

　　駝背的原因有很多種，包含核心肌力下滑、辦公久坐以及下半身歪斜等。由於肩胛骨會鬆弛，呈現外翻的狀態，因此要使用抱枕讓胸部打開，使肩胛骨往內夾緊。保持這種狀態往各種方向動一動，不但能擴大肩胛骨周邊肌肉的可動域，還能促進血液循環。

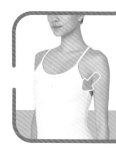

肋間神經痛

目標 10 次呼吸 × 3 回合　　建議時間 夜晚

駝背姿勢會誘發肋骨周邊的疼痛

START

MOVE

手背滑動，
雙臂上下大幅度動一動

背部墊著軟墊，
仰臥後手背貼地

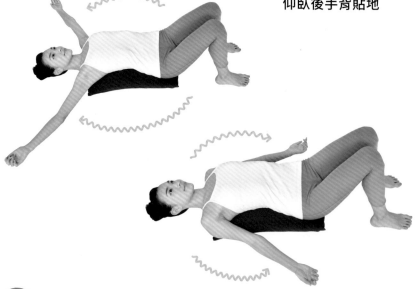

? 　　　　　　為什麼有效？

將胸部打開，使動作更順暢

　　在駝背這種不良姿勢的影響下，肋骨會長時間持續收縮，變硬的肌肉壓迫到肋骨周邊的神經，就會出現疼痛。應墊著軟墊讓胸部打開，接著再動一動手臂，藉此也可以達到改善血液循環的目的。

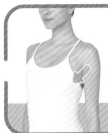

肋間神經痛

| 目標 | 8 次呼吸 × 3 回合
（左右、前後轉動） | 建議時間 | 白天、夜晚 |

解放肋骨周邊緊縮的肌肉

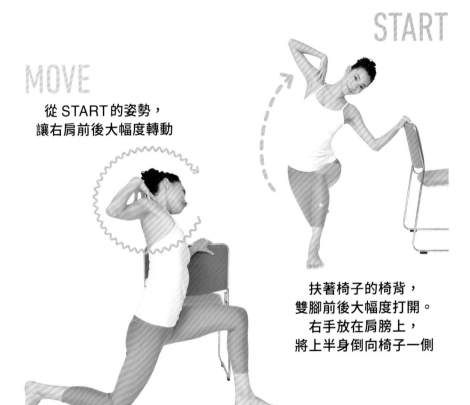

START

MOVE

從 START 的姿勢，
讓右肩前後大幅度轉動

扶著椅子的椅背，
雙腳前後大幅度打開。
右手放在肩膀上，
將上半身倒向椅子一側

? 為什麼有效？

全面伸展肋骨周邊的肌肉！

上半身倒向側面，伸展肋骨的側邊，同時將肩膀大幅度轉動，全面伸展肋骨的周邊（前面、側面、背面）。由於肩胛骨周邊僵硬也會造成影響，所以要同時加以放鬆。

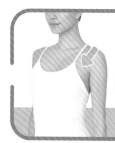

胸廓出口症候群

目標 10 次呼吸 × 3 回合（左右）　　建議時間 夜晚

手臂一抬高，肋骨周邊就會感到疼痛

START

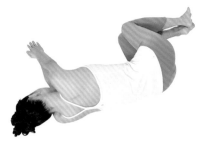

側躺後，雙臂往前伸
（雙腳要彎曲）

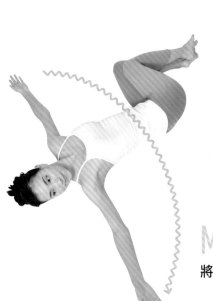

MOVE

將上側（右）的手臂往反方向打開，
同時扭轉上半身

? 為什麼有效？

手臂左右打開的動作可放鬆肋骨周邊

　　肋骨長時間持續緊縮，僵硬的胸部肌肉壓迫到連結手臂的神經，就會在手臂抬高時出現疼痛的症狀。由於手臂縱向活動就會疼痛，因此要藉由左右打開的動作加以放鬆，逐步擴大肋骨周邊肌肉的可動域。

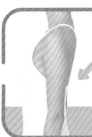

平背

| 目標 | 各 10 次呼吸 × 3 回合 | 建議時間 | 夜晚 |

大腿後側及腹部僵硬會對腰椎弧度造成影響

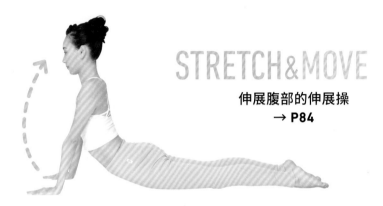

STRETCH&MOVE

伸展腹部的伸展操
→ P84

STRETCH&MOVE

伸展大腿後側的
伸展操
→ P97

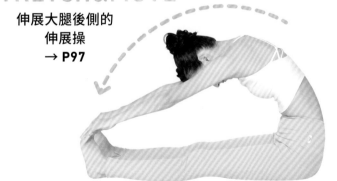

? 為什麼有效？

大腿後側與腹部肌肉會拉扯骨盆

　　大腿後側與腹部肌肉僵硬，就會將骨盆前後拉扯，導致骨盆後傾。骨盆後傾的話，臀部就會下垂，導致腰椎弧度變平。若要改善這種情形，就要放鬆腹部和大腿後側的肌肉。

腰椎弧度過大

目標 各 10 次呼吸 × 3 回合 （大腿為左右）　　**建議時間** 夜晚

大腿前面與腰部肌肉僵硬會導致骨盆前傾

STRETCH&MOVE

伸展背部的伸展操
→ **P66**

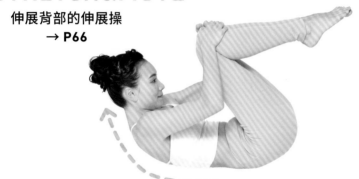

STRETCH&MOVE

伸展大腿前面的
伸展操
→ **P93**

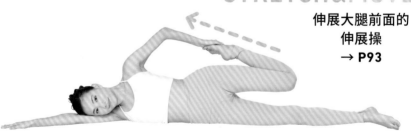

? ----------- 為什麼有效？ -----------

大腿前面與腰部肌肉會拉扯骨盆

　　大腿前面與腰部周邊的肌肉僵硬，會將骨盆前後拉扯，導致骨盆前傾。一旦骨盆前傾，臀部就會被往上拉，造成腰部後仰。想要改善這種情形，應放鬆腰部周邊與大腿前面的肌肉。

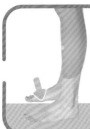

扁平足

| 目標 | 10 次呼吸 × 3 回合 | | 建議時間 | 夜晚 |

腳底肌力變差，便無法維持足弓

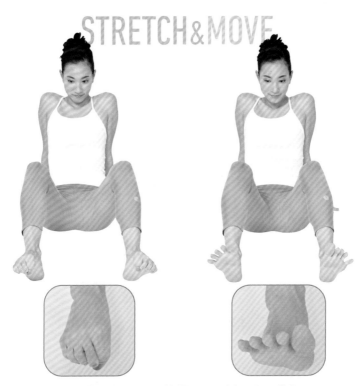

STRETCH&MOVE

重複「開合動作」使雙腳腳趾打開再收緊

? **為什麼有效？**

強化維持足弓的肌力與柔軟度

　　構成腳心足弓的肌肉力量下滑，便無法維持足弓的高度，會形成扁平足。構成足弓的是活動腳趾的肌肉，因此要用腳趾重複做開合動作，強化腳底的肌力與柔軟度。

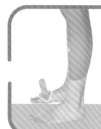

高足弓

目標 10 次呼吸 × 3 回合（左右）　　建議時間 夜晚

腳底肌肉過度緊繃，足弓就會變高

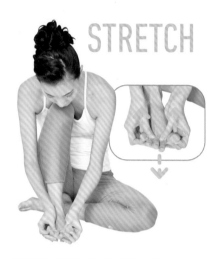

STRETCH

將腳的拇趾與小趾往上拉，
將剩餘的 3 根腳趾往下壓

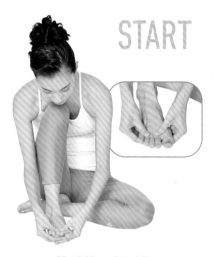

START

用雙手的 4 根手指
壓著腳的拇趾與小趾，
用拇指壓著剩餘的 3 根腳趾

+alpha

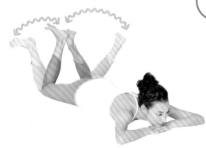

趴臥，
用腳跟輪流碰撞左右腳底

? 為什麼有效？

放鬆縱足弓與橫足弓

　　構成腳心足弓的肌肉，以及構成拇趾根部（拇趾球）往小趾側的橫足弓肌肉，當這 2 處足弓的肌肉過度緊繃，足弓就會變得過高。放鬆橫足弓時，須將拇趾與小趾往後彎；放鬆腳心的縱足弓，則要用腳跟按壓腳心加以放鬆。

第4章

消除莫名不舒服的「放鬆伸展操大全」

雖無異常卻感到不適！

難道是自律神經或體液循環的影響？透過放鬆伸展操改善平衡

已經做過檢查，而且診斷結果「沒有異常」，找不出明確的原因，可是出現不適症狀的例子屢見不鮮。像這種原因不明的症狀，就稱為「亞健康狀態」，在日文中則稱作「不定愁訴」。

最具代表性的症狀，包含莫名感到身體不舒服、手腳浮腫冰冷、頭痛，而且這些症狀的原因無奇不有。研判多數人都是自律神經失調、血液循環不佳、荷爾蒙失調，才會造成影響。

這些影響會如何顯現，通常因人而異，所以醫學上難以證實，才會形成亞健康狀態。如果因為無法證實，於是認為二者無關的話，就太缺乏常識了。建議積極找出可能的原因，若能改善症狀，就要對症下藥。

本章將以促進血液循環及調整自律神經的放鬆伸展操為主，為大家解說哪些伸展操可以改善莫名的不適症狀。

本書主要針對下述不適症狀進行解說

姿勢性低血壓
（起身頭暈目眩）
→P160～P161

手腳冰冷
→P165

緊張型頭痛
→P162

手腳浮腫
→P166

自律神經失調
→P163

更年期障礙
→P167～P169

胃痛、消化不良
→P164

PMS（經前症候群）
→P170

痔瘡
→P171

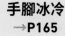

\天天快活！/
日常放鬆

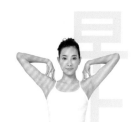

晨間習慣
→P172～P173

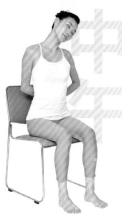

午間快速重整
→P174～P175

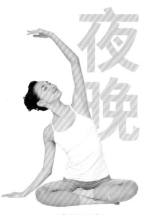

晚間習慣
→P176～P178

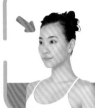

姿勢性低血壓 (起身頭暈目眩)

目標 10 次呼吸 × 3 回合 (內外轉動)　建議時間 隨時

雙腳血液循環不良，也是起身頭暈目眩的原因之一！

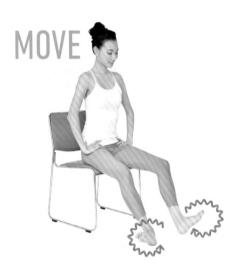

MOVE

腳尖向外轉動
（外轉）

START

坐在椅子上，腳尖立起

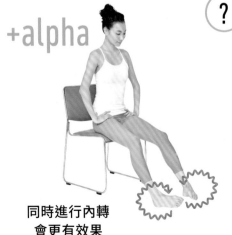

+alpha

同時進行內轉
會更有效果

？　為什麼有效？

自律神經失調
下半身血液循環就會變差！

　　受到心理壓力以及不良生活習慣等影響，自律神經失調也是雙腳血液循環不良的原因之一。起身的時候，下半身血管的收縮功能不佳，回流至上半身的血液循環變差，就會引發頭暈目眩等情形。應轉動腳踝，使號稱第二心臟的小腿肚肌肉放鬆下來，提升幫浦機能。

姿勢性低血壓（起身頭暈目眩）

目標 10 次呼吸 × 3 回合　　建議時間 隨時

透過類似踏步的動作促進雙腳的血液循環

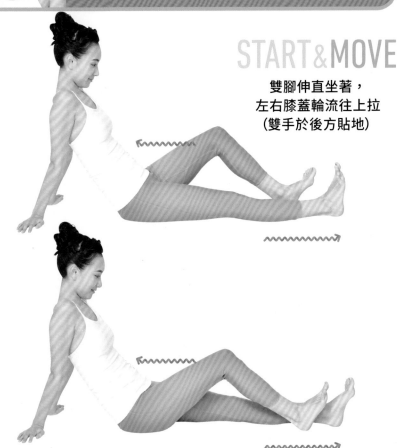

START & MOVE

**雙腳伸直坐著，
左右膝蓋輪流往上拉
（雙手於後方貼地）**

? 為什麼有效？

間隔一小段時間動一動，促進下半身血液循環

　　從躺著的姿勢將上半身抬高時，有些人會出現頭暈目眩的情形。在這種時候，就要間隔一小段時間將雙腳彎曲伸直一下，每次伸直時，就用小腿肚拍打地面加以刺激，促進血液循環，達到改善症狀的目的。

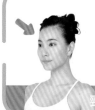

緊張型頭痛

目標 8 次呼吸 × 2 回合　　建議時間 白天

頸部及肩胛骨周邊的肌肉僵硬，流向大腦的血液循環變差

START & MOVE

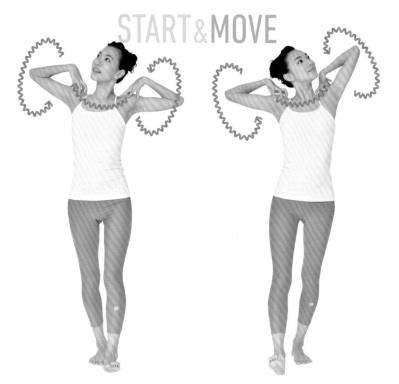

雙手靠在肩膀上一邊步行，
同時將頸部往左右轉動，將肩膀大幅度前後轉動

？　　　　　　　為什麼有效？

消除肩頸周邊的血液循環不良

　　肩胛骨周邊以及肩頸肌肉過度緊繃僵硬，也會影響到頭部的肌肉。再加上自律神經失調，同樣會造成血液循環不良。應一邊活動肩胛骨及頸部，一邊步行，促進全身的血液循環。

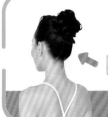

自律神經失調

目標 10 次呼吸 × 3 回合　　建議時間 夜晚

胸部大幅度打開，讓內心平靜下來

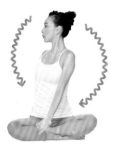

MOVE1

上半身向右扭轉，
同時將雙臂放下

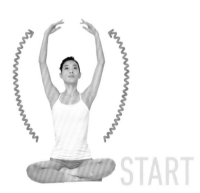

START

盤腿坐姿，
雙臂往上抬高

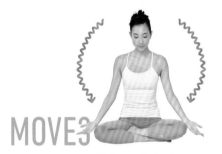

MOVE3

最後面向中央，
再將雙臂放下

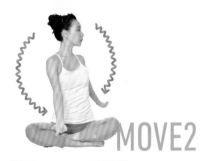

MOVE2

回到 START 的姿勢，
將上半身向左扭轉，
同時將雙臂放下

? 　　　　　為什麼有效？

想要調整自律神經，就要透過呼吸加以放鬆

　　生活不規律及壓力，都是自律神經失調的原因。當務之急就是要透過深呼吸，讓心情平靜下來。還要將容易因不安及緊張而緊縮的胸部打開，調整成容易呼吸的姿勢。

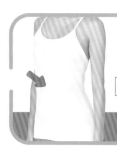

胃痛、消化不良

| 目標 | 10 次呼吸 × 3 回合 | 建議時間 | 隨時 |

背部拱起的姿勢，會持續壓迫腹部

MOVE

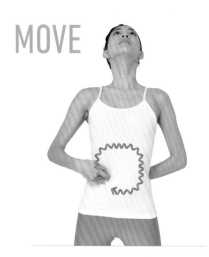

用右手依序按壓腹部的右下～
右上～左上～左下，
彷彿在探尋大腸走向一般

+alpha

上半身
彎向側邊（側彎），
同時用右手
壓著大腸

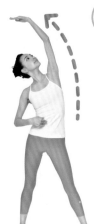

START& STRETCH

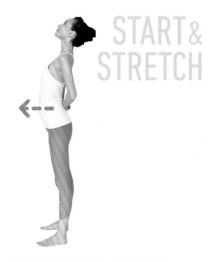

雙手於背後交握後直立站好，
腹部往前頂出去

? 為什麼有效？

**透過腹部伸展操與按摩
改善機能**

　　缺乏運動，或是駝背這類的不
良姿勢，都會導致腸胃功能變差。加
上交感神經亢奮的狀態下，會抑制腸
胃蠕動而引發身體不適。避免腸胃因
前傾姿勢受到壓迫，並沿著大腸走向
進行按摩，透過物理方式直接刺激加
以放鬆，就能藉此改善消化功能。

手腳冰冷

| 目標 | 10 次呼吸 × 3 回合 | | 建議時間 | 夜晚 |

缺乏運動、自律神經失調造成的血液循環不良

START & MOVE

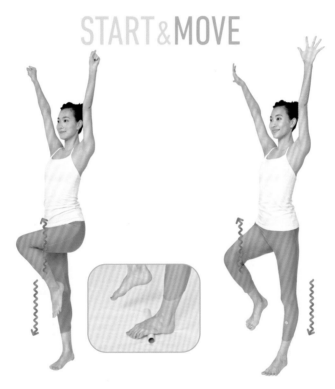

一邊踏步，一邊將雙手往上抬高，
重複「開合動作」

？ 為什麼有效？

透過踏步與開合動作促進手腳的血液循環

因為肌肉量減少、缺乏運動以及自律神經失調的關係，導致手腳血液循環不良，就是手腳冰冷的主要原因。將保鮮膜的紙筒芯（或是竹子等）墊在腳底，一邊踏步，一邊將雙手抬高做開合動作，促進手腳的血液循環。

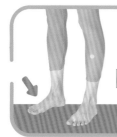

手腳浮腫

目標 10 次呼吸 × 3 回合　　建議時間 夜晚

缺乏運動等因素造成血液及淋巴液循環不良

START & MOVE

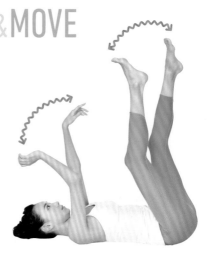

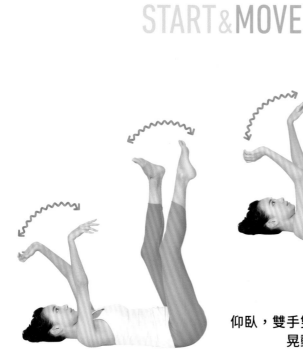

仰臥，雙手雙腳往上抬高後
晃動一下

? 　　　　　　　為什麼有效？

使滯留在手腳的體液回流至軀幹

　　因辦公久坐或缺乏運動等因素，手腳 (末端) 的血液及淋巴液難以回流至軀幹部位的狀態。應將手腳往上抬高晃動一下，利用重力使血液回流。

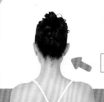

更年期障礙

目標 10 次呼吸 × 3 回合　　建議時間 夜晚

紓解收縮僵硬肌肉的放鬆伸展操

START

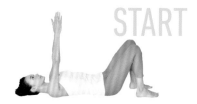

仰臥，雙膝立起，
將雙臂往前方抬高

MOVE1

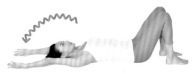

雙臂伸向正上方……

MOVE2

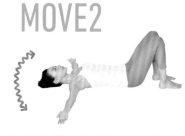

接著將雙臂伸向側邊正中央……

MOVE3

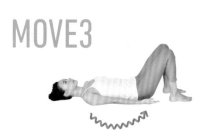

雙臂往下移動後
回到 START 的姿勢，重複這個動作

? 　　　　　　　為什麼有效？

隨著年齡增長出現荷爾蒙失調，身心會變得過度緊張！

　　在年齡增長出現荷爾蒙失調、心理壓力等因素下，會引發頭痛、眩暈、
倦怠感及失眠等症狀。出現倦怠感與失眠症狀時，仰躺下來放鬆身體，緩解
緊縮的肌肉，心情就能獲得紓解。

更年期障礙

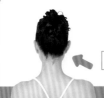

目標 10 次呼吸 × 3 回合 (左右轉動)　　建議時間 夜晚

多數案例都是壓力導致肩頸緊繃

START & MOVE

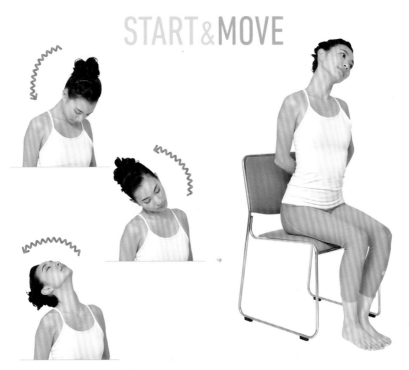

坐在椅子上，雙手於背後交握，
同時大幅度轉動頸部

?　　　　　　　　**為什麼有效？**

有些案例也會出現肩頸一帶嚴重僵硬的情形

　　在心理壓力的影響下，常見到許多案例表示肩頸一帶出現嚴重僵硬的症狀。應拉著手臂再轉動肩頸的肌肉，促進血液循環。紓解緊繃的肌肉，藉此也能達到心理放鬆的效果。

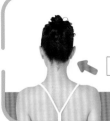

更年期障礙

| 目標 | 10 次呼吸 × 3 回合 | | 建議時間 | 夜晚 |

壓力也會造成下半身過度緊繃

START

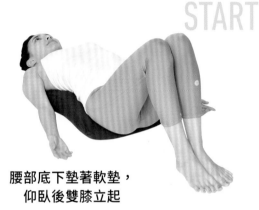

腰部底下墊著軟墊，
仰臥後雙膝立起

MOVE

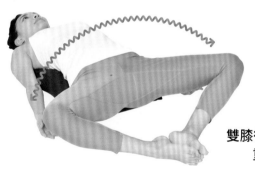

雙膝往左右兩側打開，
重複這個動作

? 為什麼有效？

也有案例表示會有下半身緊繃的情形

在心理壓力的影響下，常見到許多案例表示下半身會出現緊繃的症狀。應配合呼吸重複膝蓋開合的動作加以放鬆。尤其在膝蓋打開時完全不要出力的話，下半身的放鬆效果會更好。

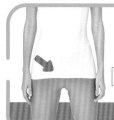

PMS（經前症候群）

目標 10 次呼吸 × 3 回合　　建議時間 夜晚

紓解全身肌肉，徹底放鬆！

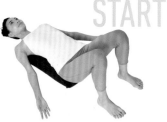

START

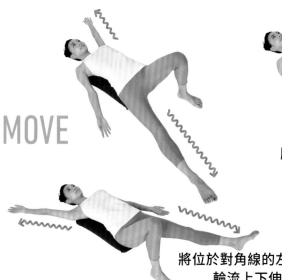

MOVE

腰部底下墊著軟墊，
仰臥後雙膝立起

將位於對角線的左臂與右腳、右臂與左腳
輪流上下伸直，重複這個動作

+alpha

扭轉腰部的伸展操
→ P80

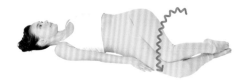

?　為什麼有效？

以對角線斜向伸展全身肌肉加以放鬆

　　每個月的荷爾蒙波動以及心理壓力，是經前症候群的主要原因。由於身心出現不適症狀，全身肌肉才會不知不覺變緊繃。因此要將對角線的手腳伸直，讓全身斜向伸展開來。身體解放的感覺也能使心理感到放鬆。再透過扭轉腰部的伸展操，也能有效放鬆骨盆周圍。

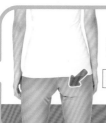

痔瘡

| 目標 | 10 次呼吸 × 3 回合 | 建議時間 | 白天、夜晚 |

改善肛門周邊的血液循環不良

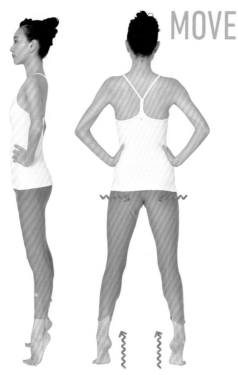

MOVE　　START

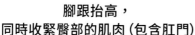

腳跟抬高，
同時收緊臀部的肌肉（包含肛門）

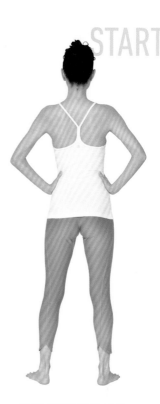

雙腳與肩同寬站好

? **為什麼有效？**

改善肛門周邊的血液循環不良

　　痔瘡是因為肛門周邊血液循環不良所引發。控制肛門開合的括約肌，要透過收緊肛門、鍛鍊臀部肌肉的體操加以放鬆。同時再將腳跟抬高，刺激小腿肚，促進下半身整體的血液循環。

晨間習慣

睡醒後花 10 分鐘左右的時間打開身體的開關！

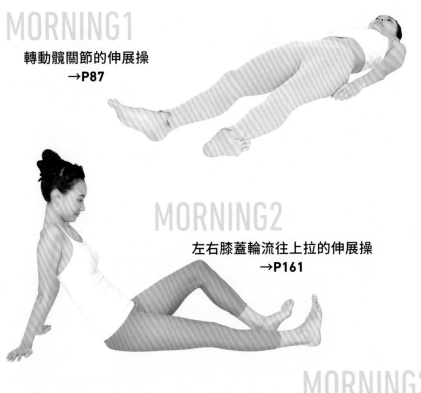

MORNING1

轉動髖關節的伸展操
→**P87**

MORNING2

左右膝蓋輪流往上拉的伸展操
→**P161**

MORNING3

扭轉腰部的伸展操
→**P80**

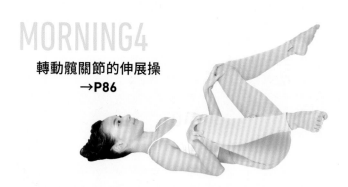

MORNING4
轉動髖關節的伸展操
→P86

MORNING5
放鬆肩胛骨的伸展操
→P49

MORNING6
放鬆肩關節的伸展操
→P117

(?) **為什麼有效？**

讓身體動起來的啟動伸展操

這套伸展運動菜單的目的，是為了放鬆睡眠期間僵化的肌肉，提升血液循環，讓身體調整成可以活動的狀態。先從可以在床上進行的伸展操開始做起，當作髖關節及肩胛骨的日常運動，逐步放鬆重要部位。

午間快速重整

趁工作空檔也能重整姿勢的伸展操

NOON1

肩頸的伸展操
→P168

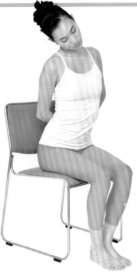

NOON2

伸展腰部的伸展操
→P78

NOON3

伸展腰部的伸展操
→P79

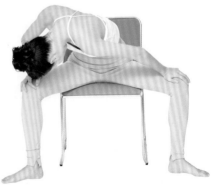

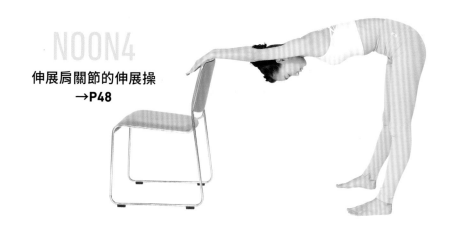

NOON4
伸展肩關節的伸展操
→P48

NOON5
伸展肋骨周邊的伸展操
→P151

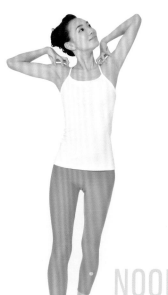

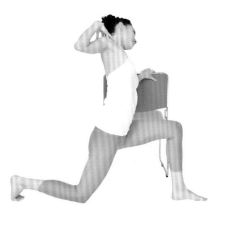

NOON6
放鬆頸部及肩胛骨的伸展操
→P162

? ---------------------- 為什麼有效？ ----------------------

重整姿勢避免因相同姿勢而僵化！

　　趁著工作空檔也能進行的伸展操。當相同姿勢持續了 1 小時，提醒大家一定要選幾項喜歡的伸展操勤加伸展，針對頸部、肩膀及腰部重整姿勢。隨時促進血液循環，才能預防肌肉僵硬。

晚間習慣

晚上就寢前，有助於一覺到天亮的伸展操

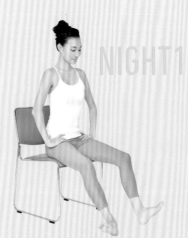

NIGHT2

NIGHT1

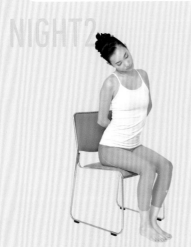

肩頸的伸展操
→P168

促進雙腳血液循環的伸展操
→P160

NIGHT4

NIGHT3

伸展腋下的伸展操
→P82

扭轉腰部的伸展操
→P76

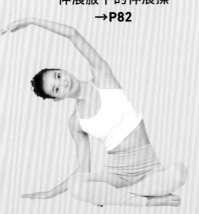

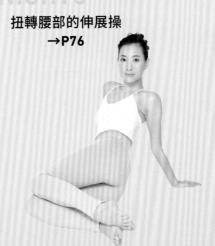

切換成副交感神經，有助一覺到天亮

這套伸展運動菜單可以讓手腳血液循環回流至軀幹，同時放鬆肩頸及腰部的肌肉，切換成副交感神經，有助於一覺到天亮。選幾項自己覺得舒服的伸展操，最後要在床上結束動作，才看得出效果。

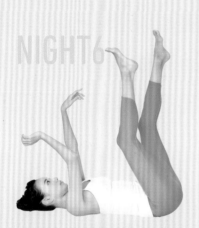

使手腳血液循環回流的伸展操
→P166

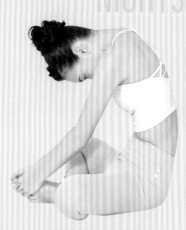

伸展背部的伸展操
→P65

放鬆下半身緊繃的
伸展操
→P169

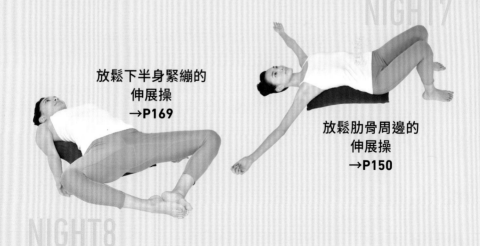

放鬆肋骨周邊的
伸展操
→P150

晚間習慣

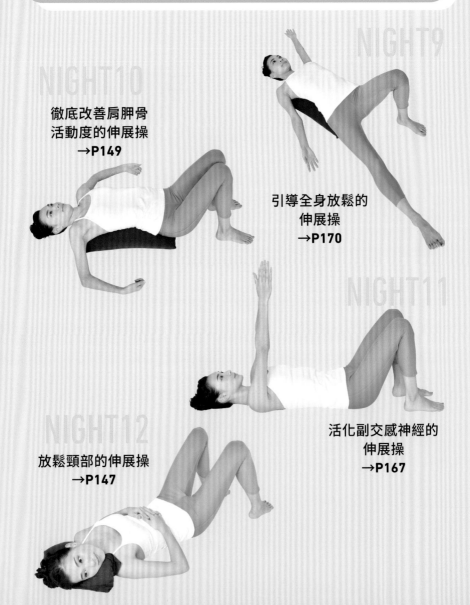

NIGHT9

NIGHT10

**徹底改善肩胛骨
活動度的伸展操
→P149**

**引導全身放鬆的
伸展操
→P170**

NIGHT11

NIGHT12

**放鬆頸部的伸展操
→P147**

**活化副交感神經的
伸展操
→P167**

第 **5** 章

受傷或身體

異常時最有用的

「復健伸展操

大全」

受傷或身體異常時

更要注重正確保養！

受傷或身體異常恢復健康之後
重返日常運作的伸展操

受傷後或身體出現異常時，當務之急就是靜養。應避免移動異常部位，以免發炎等症狀擴大。

不久之後，當炎症及疼痛痊癒，伸展運動菜單就能當作復健，幫助身體恢復正常狀態。

異常部位長時間休養，當然肌肉也會變得僵硬、無力。此時為了避免舊疾復發，基本做法會進行伸展操或運動，讓身體逐漸適應。

此外，如果是運動造成的身體異常，多數問題都是出在基本動作上。例如肌肉

的柔軟度左右有差，或是前後失去平衡感，為了防範未然，透過伸展操改善這些問題，也是很重要的一環。

本章將為大家解說受傷或身體異常後能有效復健及預防的伸展操，請大家在安全的範圍內進行。

本書主要針對下述受傷或身體異常情形進行解說

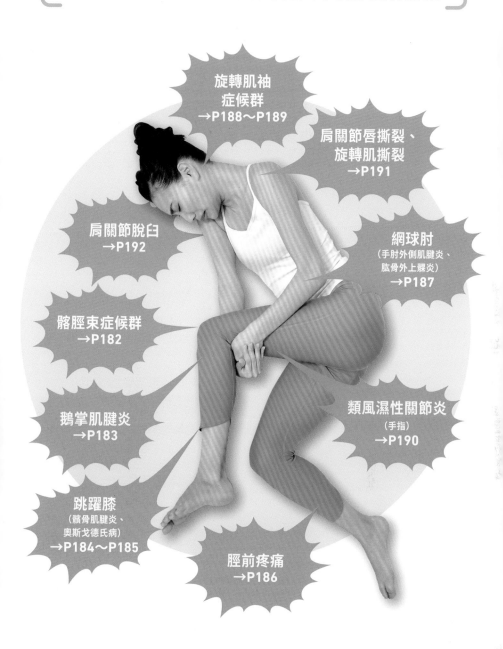

旋轉肌袖
症候群
→P188～P189

肩關節唇撕裂、
旋轉肌撕裂
→P191

肩關節脫臼
→P192

網球肘
（手肘外側肌腱炎、
肱骨外上髁炎）
→P187

髂脛束症候群
→P182

鵝掌肌腱炎
→P183

類風濕性關節炎
（手指）
→P190

跳躍膝
（髕骨肌腱炎、
奧斯戈德氏病）
→P184～P185

脛前疼痛
→P186

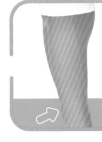

髂脛束症候群

目標 10 次呼吸 × 3 回合 (左右)　　建議時間 夜晚

膝蓋外側感覺疼痛的身體異常

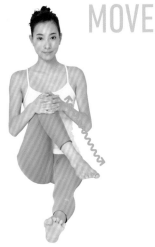

MOVE

用雙手將膝蓋往胸前拉，
重複這個動作

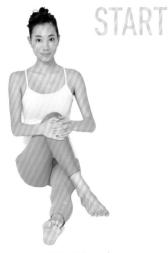

START

雙腳伸直坐著再雙腳交叉，
用雙手抱著膝蓋

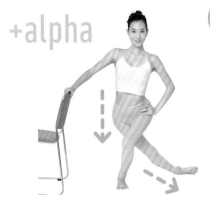

+alpha

骨盆側邊的伸展操
→ P137

? 為什麼有效？

**膝蓋外側疼痛
是跑者常見的身體異常**

　　好發於 O 型腿的人或長距離跑者的身體異常。位於大腿外側的髂脛束緊繃，與膝蓋骨摩擦而發炎。應將膝蓋往胸口拉，上下活動同時伸展大腿外側加以放鬆。此外，由於髂脛束連結至骨盆側邊，所以要伸展整隻腳的側邊，效果才會更好。

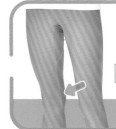

鵝掌肌腱炎

| 目標 | 10 次呼吸 × 3 回合 (左右) | 建議時間 | 夜晚 |

膝蓋內側感覺疼痛的身體異常

START

坐在地上，單腳伸直

STRETCH

背部不能拱起，
從髖關節將上半身倒下去

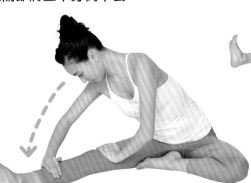

+alpha

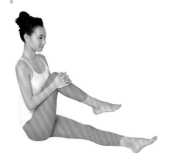

髂脛束的伸展操
→ P182

？ 為什麼有效？

膝蓋內側疼痛
是跑者常見的身體異常

好發於 X 型腿的人或長距離跑者的身體異常。位於大腿內側的肌肉緊繃，與膝蓋骨摩擦而發炎。應透過雙腳打開的動作伸展大腿內側的肌肉，並藉由前彎伸展膝蓋內側的肌肉。此時要在背部不能拱起的狀態下前彎。另外，除了內側之外，放鬆大腿外側的肌肉也能看出效果。

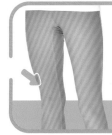

跳躍膝
(髕骨肌腱炎、奧斯戈德氏病)

目標 10 次呼吸 × 3 回合（左右）　建議時間 白天、夜晚

膝蓋上下感覺疼痛的身體異常

STRETCH

START

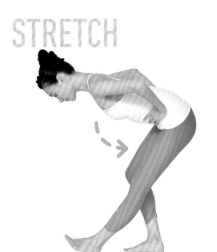

從髖關節將上半身彎曲後
前彎

直立站好，單腳往前跨出一步
再立起腳尖

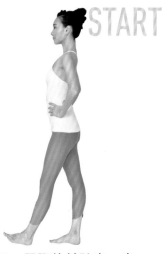

+alpha

腳踩在階梯踏板上進行，
伸展操的強度會更強

? 為什麼有效？

摩擦到膝蓋骨上方或下方
才會感到疼痛

　　重複跳躍的運動常見的身體異常。大腿前面的肌肉緊繃，而這部分的肌腱摩擦到膝蓋上方或下方的部位，才會引發疼痛。除了大腿前面之外，最重要的是後側的肌肉也要同時保持柔軟度。建議運動前應暖身，運動後也要收操。

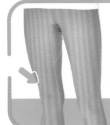

跳躍膝
(髕骨肌腱炎、奧斯戈德氏病)

| 目標 | 10 次呼吸 × 3 回合 (左右) | 建議時間 | 白天、夜晚 |

跑者或跳躍運動常見的身體異常

START&STRETCH

+alpha

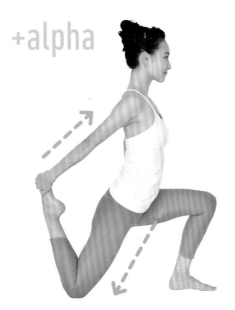

雙腳前後打開，
以單膝跪地的狀態用力拉，
伸展的強度會更強

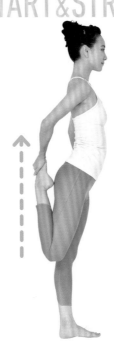

直立站好 (也可以扶著牆壁)，
抓著單腳用力拉，膝蓋彎曲

? 為什麼有效？

鬆弛大腿的肌肉

　　伸展大腿前面肌肉的伸展操，將膝蓋貼地、雙腳前後再打開的話，就能提升伸展操的強度。這個動作再加上 P102〜105 的小腿肚伸展操同時進行，會更有效果。

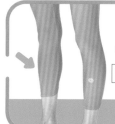

脛前疼痛

| 目標 | 8 次呼吸 × 3 回合（左右） | 建議時間 | 白天、夜晚 |

小腿肌肉會出現疼痛的身體異常

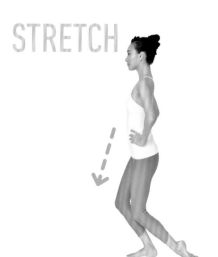

STRETCH

雙膝彎曲，
讓重心落在下方再將小腿伸直

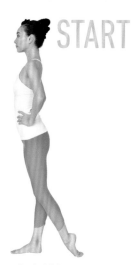

START

直立站好，
單腳腳背貼地

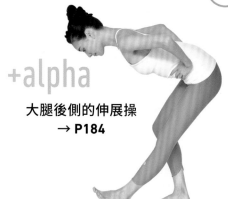

+alpha

大腿後側的伸展操
→ **P184**

? ──── 為什麼有效？ ────

小腿肌肉出現疼痛的運動傷害

　　足球、籃球、有氧健身操及跑步常見的身體異常。小腿會出現疼痛症狀，研判原因為扁平足或腳踝僵硬。除了要伸展小腿肌肉，同時還要放鬆大腿後側，才會看出效果。

網球肘
（手肘外側肌腱炎、肱骨外上髁炎）

目標	10 次呼吸 × 3 回合（左右）	建議時間	夜晚

運動衝擊造成手肘內側出現疼痛的身體異常

MOVE

START

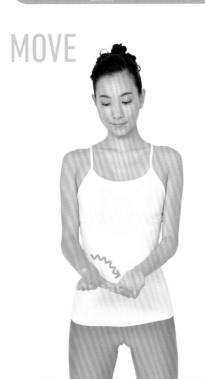

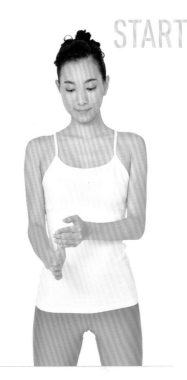

右手腕（前臂）往內轉。
於拇指施加外力，
使手肘內側的肌肉收縮

將會痛的那一側（右）
手肘往前彎後
拇指立起，再將左手靠在拇指上

? 為什麼有效？

手肘出現疼痛的運動傷害

　　例如網球或高爾夫球等，會造成手肘衝擊的運動常見的身體異常。手肘內外側會出現疼痛。讓靠在拇指上的手形成負荷，再將前臂往內轉動。如果是手肘外側疼痛的話，就要往外扭轉。

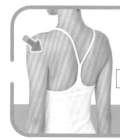

旋轉肌袖症候群

目標 10 次呼吸 × 3 回合（左右）　建議時間 夜晚

肩膀過度操勞的運動常見的身體異常

START

往右側躺，下側（右）的手肘彎曲
再將手朝上，左手靠在右手腕上

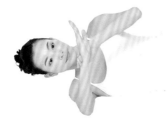

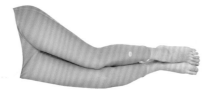

MOVE

用左手引導，
將右前臂往下半身一側放下

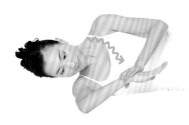

? 為什麼有效？

伸展肩胛骨的深層肌肉

　　連結上臂骨骼與肩胛骨的肌肉，會因為過勞等因素損傷造成身體異常，常見於會做出舉手過肩的運動。應伸展肩胛骨周邊的深層肌肉，做 P118～119 的伸展操也能看出效果。

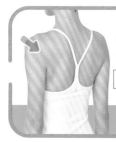

旋轉肌袖症候群

目標 10 次呼吸 × 3 回合 (左右)　建議時間 夜晚

過勞造成的肌肉損傷

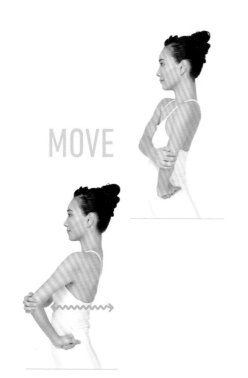

START

MOVE

單手 (左手) 叉腰，
再用右手抓著左手肘

用右手輔助，讓左手肘前後動一動

?　　　　　　　　為什麼有效？

將肩胛骨往前伸展

上一頁是將肩膀往內側旋轉 (內轉)，等到肩膀的可動域擴大之後，接著再將肩胛骨往前伸展，就能全面放鬆肩胛骨至肩膀一帶的深層肌肉。

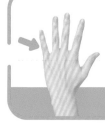

復健

類風濕性關節炎 (手指)

目標 10 次呼吸 × 3 回合　　建議時間 症狀輕微時

免疫系統不正常導致關節攣縮的疾病

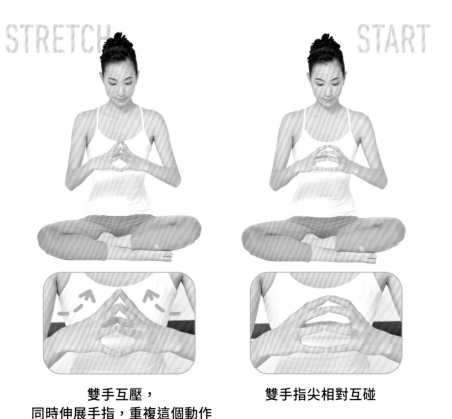

STRETCH　　　　　　　　　　　　START

雙手互壓，
同時伸展手指，重複這個動作

雙手指尖相對互碰

? 為什麼有效？

症狀輕微時藉由伸展操伸展關節

因免疫系統不正常，導致關節攣縮的疾病。症狀會起起伏伏，當症狀輕微時，最重要的就是透過伸展操放鬆僵硬的肌肉。應在安全的範圍內伸展關節，減緩關節攣縮的惡化情形。

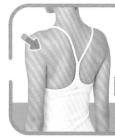

肩關節唇撕裂、
旋轉肌撕裂

| 目標 | 10 次呼吸 × 3 回合 | 建議時間 | 白天、夜晚 |

常見於舉手過肩的動作造成肩膀過度使用的運動

STRETCH

START

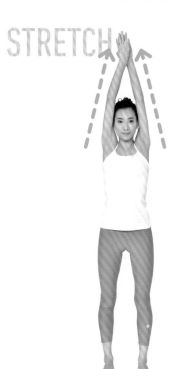

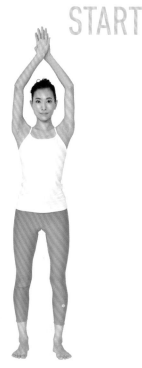

雙臂伸直，
連同肩胛骨往上伸展

直立站好，雙臂往正上方抬高，
再將手掌朝前並靠攏

? 　　　　　　為什麼有效？

透過伸展操放鬆肩關節周邊的肌肉

所謂的關節唇，就是能讓肩關節保持穩定的軟骨。當關節唇因過勞而撕裂，就會產生疼痛。休養時不能刺激關節唇，並且要避免周圍肌肉變僵硬。

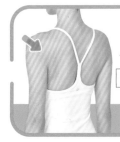

肩關節脫臼

目標 10 次呼吸 × 3 回合（左右）　建議時間 白天、夜晚

肩關節因巨大外力導致脫臼

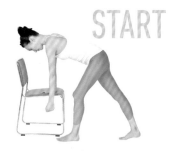

START

以椅子為支撐將上半身前傾，
單臂（左臂）往正下方放下

MOVE

左臂前後動一動

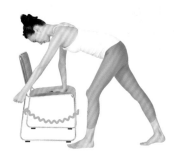

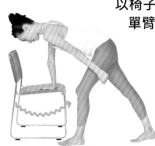

+alpha

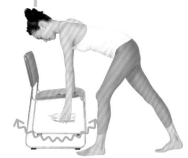

握著保特瓶進行，
強度會更強

? 　　　為什麼有效？

過了靜養期後，應逐步擴大肩膀的可動域

　　肩關節脫臼之後，過了靜養期，就要開始逐漸活動一下。保持上半身前傾，手臂往正下方（前方）放下，避免造成肩膀多餘負擔（重力），用這個姿勢進行伸展操。在不會疼痛的範圍內動一動手臂，同時慢慢地擴大關節可動域。握著保特瓶進行的話，可以增加負荷。

伸展操診斷書

—— 真實案例見證！ ——

案例 1

腰部扭傷
A先生（54 歲・男性・上班族）

　　A 先生幾年前腰部扭傷，一旦天氣變冷，腰部就會覺得不舒服，從事最熱愛的高爾夫球運動時，也會讓他備感憂心。醫師指示應強化核心，並勤做伸展操。因此便以本書介紹的緩和動態伸展操為主，加上核心訓練，設計出運動菜單。後來腰部不再感到不舒服，也能放心去打最熱愛的高爾夫球，腰部扭傷的情形也沒有再復發了。

案例 2

肩膀僵硬、腰痛
B女士（45 歲・女性・打工族）

　　B 女士的孩子都大了，不再需要照顧，因此幾年前開始外出打工。但是她的工作需要長時間站著與前彎，腰部和肩膀變得很僵硬，最近開始經常出現疼痛。由於肩胛骨變得不靈活，加上駝背姿勢導致肌肉僵硬，因此我讓她針對肩胛骨至肩膀一帶的肌肉，還有脊椎及腰部肌肉進行伸展。由於原因是出在肌肉僵硬，隨著肌肉放鬆下來，轉眼間身體便恢復正常了。

案例 3

失眠、肩膀僵硬
C女士（68 歲・女性・主婦）

　　C 女士最近時常擔心家庭及未來的事，壓力很大，總是睡不著，不知不覺間，肩膀一直在用力。為了調整自律神經，我建議 C 女士參加能放鬆下來的伸展操課程，請她參考配合呼吸的伸展運動菜單。結果她只上了第一堂課，過沒幾天便向我反應「當天一覺到天亮了」，現在她仍持續在我的健身房內痛快地揮灑汗水。

案例 4

四十肩、五十肩
D先生（48 歲・男性・自營業）

　　D 先生是參加過仰臥推舉大賽的資深會員，但是某一天他卻因為「最近肩膀痛到無法仰臥推舉」而來找我諮詢。經由醫師診斷，研判他是四十肩、五十肩。他表示希望能盡量維持運動表現，於是我指導他找出不會痛的範圍，同時搭配不會造成肩膀負擔的肌力訓練，以及避免關節可動域變窄的伸展操，進行健身。如今他就和從前一樣，甚至還能做到超越過去的訓練動作。

醫藥新知 4026

史上最棒！超放鬆伸展操

簡單3步驟，快速消除全身僵硬疼痛

史上最高のストレッチ

作　　　者	野上鐵夫
譯　　　者	蔡麗蓉
封面設計	Atelier Design Ours
內頁排版	吳思融
主　　編	錢滿姿
行銷經理	許文薰
總 編 輯	林淑雯

出 版 者	方舟文化／遠足文化事業股份有限公司
發　　行	遠足文化事業股份有限公司（讀書共和國出版集團）
	231 新北市新店區民權路 108-2 號 9 樓
	電話：（02）2218-1417
	傳真：（02）8667-1851
	劃撥帳號：19504465
	戶名：遠足文化事業股份有限公司
	客服專線　0800-221-029
	E-MAIL　service@bookrep.com.tw
網　　站	www.bookrep.com.tw
印　　製	通南彩印股份有限公司
法律顧問	華洋法律事務所　蘇文生律師
定　　價	420 元
初版一刷	2023 年 11 月
二版一刷	2024 年 9 月

Original Japanese title: SHIJOSAIKO NO STRETCH

Copyright © 2022 Tetsuo Nogami

Original Japanese edition published by SHINSEI Publishing Co., Ltd.

Traditional Chinese translation rights arranged with SHINSEI Publishing Co., Ltd.

through The English Agency (Japan) Ltd. and AMANN CO., LTD.

有著作權・侵害必究

特別聲明：有關本書中的言論內容，不代表本公司／出版集團之立場與意見，
文責由作者自行承擔

缺頁或裝訂錯誤請寄回本社更換。

歡迎團體訂購，另有優惠，請洽業務部（02）2218-1417#1124

方舟文化官方網站

方舟文化讀者回函

國家圖書館出版品預行編目（CIP）資料

史上最棒！超放鬆伸展操：簡單 3 步驟，快速消
除全身僵硬疼痛／野上鐵夫著；蔡麗蓉譯 . -- 二
版 -- 新北市：方舟文化，遠足文化事業股份有限
公司，2024.09
208 面；14.8x21 公分 . --（醫藥新知；4026）
譯自：史上最高のストレッチ
ISBN 978-626-7442-66-1（平裝）

1.CST：健身運動　2.CST：肌筋膜放鬆術
411.711　　　　　　　　　　　　　　113010010